AUTRES OUVRAGES DANS LA MEME COLLECTION :

Julia Cameron & Mark Bryan : *L'Argent apprivoisé. De la dépendance à la liberté d'être.*
Bruno Comby : *Comment vous libérer du tabac.*
Bruno Comby : *Stress-control. Comment vous libérer du stress.*
C. Devis & M. Mercedes de Beltran : *Transformez vos problèmes en opportunités.*
Patrick Estrade : *Vivre sa vie : comprendre, décider et agir.*
Patrick Estrade : *Etre ou ne pas... Comment réussir votre personnalité.*
Patrick Estrade : *Vivre mieux : mode d'emploi.*
Patrick Estrade : *Le Couple retrouvé.*
Patrick Estrade : *L'Amour retrouvé.*
Patrick Estrade : *Bonjour l'ambiance !... Comment améliorer les relations humaines en milieu professionnel.*
Patrick Estrade : *Vous avez dit névrose ? C'est pas moi, c'est les autres !*
Patrick Estrade : *Parents/enfants : pourquoi ça bloque ?*
Moshe Feldenkrais : *Energie et bien-être par le mouvement.*
Pierre Fluchaire : *La Révolution du rêve.*
Céline Gérent : *Le Guide du savoir-vivre sexuel.*
Robert H. Hopcke : *Persona. Du masque social au Moi réel.*
Alain Houel : *Comment faire face aux gens difficiles.*
C. Hurteau Mignon & C. Jaouën : *Cherche âme sœur. Pour en finir avec la solitude...*
Thierry Loussouarn : *Transformez votre vie par la sophrologie.*
Dr Alexander Lowen : *La Spiritualité du corps.*
Dr Alexander Lowen : *La Joie retrouvée.*
Dr Maxwell Maltz : *Psychocybernétique. Comment changer l'image de soi pour transformer sa vie.*
Leonard Orr & Konrad Halbig : *Rebirth. L'art de la respiration consciente.*
André Passebecq : *Votre santé par la diététique et l'alimentation saine.*
André Passebecq : *Psychothérapie par les méthodes naturelles.*
André Passebecq : *Mincir naturellement.*
Paule Picard : *Concerto pour un duo. Comment faire rimer amour avec toujours...*
Marcel Rouet : *Relaxation psychosomatique.*
Marcel Rouet : *Maigrir et vaincre la cellulite par la détente nerveuse.*
Marcel Rouet : *La Maîtrise de votre subconscient.*
Douglas H. Ruben : *Le Sentiment de culpabilité. Dix étapes pour s'en libérer.*
Alain Saury : *Régénération par le jeûne.*
Yvonne Sendowski : *Gymnastique douce.*
Jean Spinetta : *Le Visage, reflet de l'âme.*
Robert Tocquet : *Votre mémoire : l'acquérir, la développer et la conserver.*
Thierry Tournebise : *Se comprendre avec ou sans mots.*
Thierry Tournebise : *Chaleureuse rencontre avec soi-même.*
Dr Herbert Wagner : *La Maîtrise du lâcher-prise.*

La technique Alexander

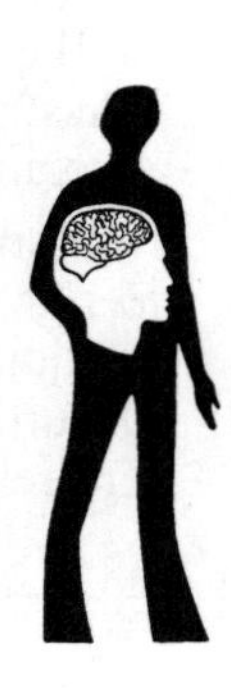

Collection "**Psycho-soma** (le corps et l'esprit)"

L'AUTEUR :

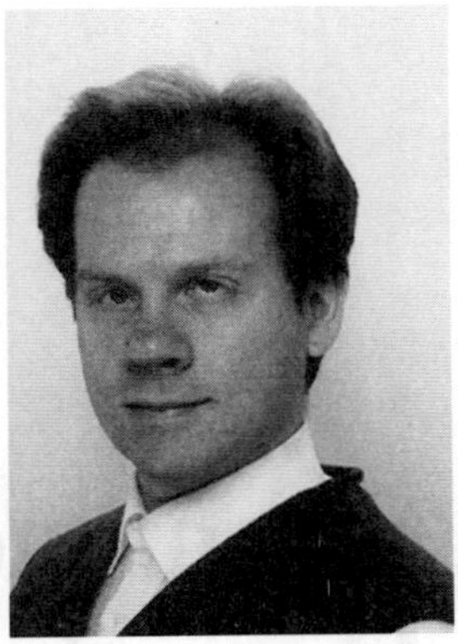

Né au Brésil en 1958, Pedro de Alcantara part, en 1977, faire ses études universitaires aux Etats-Unis (à New York et à New Haven), où il obtient sa maîtrise en musique à l'Université de Yale, grâce à une bourse de recherche du gouvernement brésilien. Il habite ensuite Londres pendant sept ans, où il poursuit sa formation musicale. Devenu violoncelliste professionnel, il donne alors plusieurs récitals en tant que soliste et chambriste au Brésil, aux Etats-Unis, en Angleterre et en France. Professeur de violoncelle au Festival d'été de Vittel (1988) et au festival *Bain de musique* à Flaine (1989, 1990 et 1991), il a également donné des cours et des ateliers en Suisse, Hollande et Allemagne.

Professeur certifié de la technique F. Matthias Alexander depuis 1986, il a travaillé pendant trois ans à l'*Alexander Institute* de Londres (dont le directeur était le docteur Wilfred Barlow, rhumatologue et professeur de technique Alexander). Il a ensuite dirigé des stages dans plusieurs académies et conservatoires en France. Dans sa pratique de technique Alexander, il rencontre des enfants, hommes et femmes de tous âges, des musiciens, des comédiens, des enseignants, des diplomates, des secrétaires et des cadres…

Il est membre fondateur et premier président (1993-1996) de l'Association française des professeurs de la technique F. M. Alexander (A.P.T.A.).

Son premier livre : *Indirect Procedures : a Musician's Guide to the Alexander Technique* (Procédures indirectes : guide du musicien à la technique Alexander) a été publié en 1997 par la Oxford University Press. Il écrit également dans des revues littéraires en France et aux Etats-Unis.

Pedro de Alcantara
Président-fondateur de l'Association française
des professeurs de la technique F. M. Alexander

La technique Alexander

Principes et pratique

Dessins d'Alexis Niki

Editions Dangles
18, rue Lavoisier
45800 ST-JEAN-DE-BRAYE

ISSN : 0397-4294
ISBN : 2-7033-0469-2

Remerciements :

Durant l'été 1994, Annie Moteï, professeur de technique Alexander à Paris, reçoit un coup de fil de l'ostéopathe Guy Roulier, chargé alors par les Editions Dangles de trouver un auteur pour l'ouvrage sur la technique qu'elles souhaitaient ajouter à leur catalogue. Ne voulant pas s'engager à ce moment sur la voie de l'écriture, Annie a donc suggéré mon nom aux Editions Dangles. Je dois l'existence de ce livre à la confiance qu'Annie Moteï m'a témoignée alors, ainsi qu'à la patience et à la persévérance de M. Jean-Yves Anstet-Dangles.

Plusieurs de mes élèves, collègues et amis (entre autres April Cowan, Katherine Fredrickson, Mélanie Meunier et Edward Lamont) ont lu des extraits de mon livre. Je les remercie de leur soutien et des suggestions et critiques qu'ils m'ont faites.

Le français n'est que ma troisième langue. L'invitation que les Editions Dangles m'ont faite était aussi un défi. Etais-je capable d'écrire tout un livre en français ? J'ai accepté l'invitation avec joie ; pourtant le défi m'a vite paru insurmontable. J'ai eu alors le bon sens d'avoir recours à quelqu'un d'infiniment plus capable que moi. Claire de Obaldia, enseignante polyglotte, experte en technique Alexander, élève et amie, a lu, corrigé et révisé mon texte, me donnant ainsi un élan sans lequel j'aurais certainement abandonné le défi. Claire s'est avérée un éditeur idéal, rattrapant tous mes barbarismes sans pour autant changer ni le sens de ce que je voulais dire ni mon style. Je suis donc seul responsable de toutes les sottises que vous allez lire sur ces pages.

Je dois de multiples remerciements à Alexis Niki. En lisant des extraits du livre, en acceptant de créer les dessins qui l'illustrent, en offrant un témoignage et en me tenant par la main quand les doutes et les questions me faisaient tourner la tête, elle m'a fait preuve d'une amitié tout à fait exceptionnelle.

J'ai cité des extraits de *Man's Supreme Inheritance, The Universal Constant in Living* et *Articles and Lectures,* tous trois de F. M. Alexander, avec la permission de © Estate of F. M. Alexander, 1997. Eliane Lefebvre, professeur d'Alexander et traductrice, et son éditeur Claire Destrée m'ont généreusement permis de citer quelques extraits de *L'Usage de soi,* texte fondamental d'Alexander qu'elles ont fait publier chez Contredanse en Belgique. Walter Carrington m'a gentiment permis de reproduire trois photos d'Alexander, dont il fut élève il y a maintenant quelque soixante ans.

Un professeur existe-t-il sans ses élèves ? Je ne crois pas. De fait, l'épine dorsale du livre que vous tenez dans vos mains est composée des témoignages de mes élèves. Enlevez l'épine dorsale de n'importe quel être, et sa survie devient vite incertaine. Mes remerciements donc à tous mes élèves, et surtout à Alison, Edward, Geneviève, Jean-Yves et Liz.

En arrivant en France en 1990, j'ai été chaleureusement accueilli par la communauté des enseignants de technique Alexander en France. Au fil des années, nos échanges et nos collaborations ont créé des liens d'amitié qui me sont très chers. Je suis profondément touché par l'enthousiasme et la générosité avec lesquels mes collègues ont voulu contribuer à la préparation de mon livre. Je remercie du fond de mon cœur Guy-Vincent Aknin, Véronique Bartin, Patricia Boulay, Agnès de Brunhoff, Catherine de Chevilly et Annie Moteï. A mes amis et amies enseignants de technique Alexander en France, et à leurs élèves, je souhaite dédier ce petit ouvrage.

Paris, octobre 1997.

Introduction

« J'ai mal au dos, mon lit est trop mou. »

« Tu respires mal, il faudrait que tu fasses des exercices de respiration. Allez, respire profondément ! »

« Mon fils est très têtu, il ne m'obéit jamais ! »

« Cet homme m'énerve ! »

« Mes épaules sont tendues. »

« J'ai une scoliose. »

« Je vieillis, c'est normal que mon squelette se voûte. »

« La vie dans la grande ville est très stressante, je souhaite partir vivre à la campagne. »

« Mon corps me gêne [...] Mon corps me plaît. »

« Je n'y peux rien, je suis comme ça ! »

« Il est tellement intelligent, quel dommage qu'il frappe sa femme ! »

« Détends-toi [...] Tiens-toi droit ! »

« La natation est le meilleur exercice. »

« Ma belle-mère est extrêmement méchante. Je la déteste. »

« Je fais de mon mieux, mais je manque de volonté. »

« Arrête de pleurer ! »

« Mens sana in corpore sano. »

Vous avez sans doute déjà prononcé de pareilles phrases, ou les avez entendues de la bouche d'un ami, de votre conjoint, à l'école, au club, dans le cabinet d'un médecin... Elles décrivent toutes une petite situation, le caractère d'une personne, une attitude quelconque. Certaines évoquent un problème ; parfois elles parlent aussi d'une solution. Dans certaines, le problème est rendu explicite, la solution implicite ; dans d'autres, c'est le contraire. Malgré leurs différentes constructions, chaque phrase – basée sur des observations objectives – met en relief un fait, une réalité, une vérité.

C'est vrai, la vie à la campagne est plus facile qu'en ville. C'est vrai, les personnes âgées sont voûtées. C'est vrai, un lit trop mou est responsable de problèmes de dos. C'est vrai aussi, la respiration profonde est naturelle et saine. Il est vrai que c'est une bonne chose de se tenir droit.

Nos observations, pensées, paroles et actions sont intimement liées les unes aux autres. Nous observons tel ou tel fait, réalité ou vérité et en tirons des conclusions : ceci cause cela. Par conséquent, nous agissons alors de telle ou telle façon.

« Ma belle-mère est méchante, tout le monde le sait. Je dois me défendre – Alors, la seule façon de m'en sortir avec elle c'est d'être aussi méchante qu'elle. »

« J'ai mal au dos. C'est parce que mon lit est trop mou – Je vais m'acheter un matelas très ferme. »

« Mes épaules sont tendues. C'est parce que le bureau me stresse – J'ai besoin d'un bon massage. »

Considérons par exemple ce dernier problème. Le diagnostic comprend une description des symptômes (épaules tendues), une analyse de leur cause (stress) et un remède proposé (une séance de massage). Tirons-en maintenant un principe général : **à chaque problème correspondent une description, une analyse et une solution.** Vivre, c'est faire face à des problèmes, les décrire et les analyser, y trouver des solutions et les mettre en œuvre. Que nous le fassions consciemment ou inconsciemment, en utilisant intuition, raison, imagination, intellect ou d'autres facultés encore, nous le faisons pratiquement sans arrêt.

Et si nous avions mal saisi un problème ?

Et si notre analyse était inexacte, notre description basée sur des malentendus ou de fausses perceptions ?

Et si le remède aggravait le problème ?

Dans cet ouvrage, je propose de vous démontrer qu'une grande partie de nos suppositions, perceptions, descriptions, analyses, diagnostics et solutions est fausse.

« Mes épaules sont tendues » : cela n'est pas tout à fait exact. Il serait plus précis – et à la limite plus utile – pour vous de dire : *« Je contracte mes épaules. »*

« Le bureau me stresse » : cela implique l'existence d'une source de malaise extérieure à l'individu lui-même. Or, mettez cinq personnes dans une situation dite stressante, et vous observerez cinq réactions différentes, voire opposées. Voici la vie au bureau : Jeanne s'angoisse, Michel tergiverse, Olivier s'amuse, Pierre devient muet, Joëlle se met à travailler. Mieux défini, le stress n'est pas une situation ou un stimulus, mais une *réaction.* Jeanne et Pierre réagissent à la situation d'une façon peu constructive, peut-être même nocive. Olivier et Joëlle réagissent autrement.

« J'ai besoin d'un massage » : à la fin de la séance de massage vous vous sentez délicieusement détendu. Le lendemain, vous devez forcément retourner au bureau. Et alors ?

Le stress n'est que votre façon de réagir à une situation, à une personne, à une simple idée (notre imagination est la source de beaucoup de nos inquiétudes). Vous réagissez à telle ou telle situation en contractant vos épaules. Alors, le massage pourrait être agréable, mais il ne changera pas la cause de la tension : vos propres réactions. De fait, vous n'arriverez pas à décontracter vos épaules – et, ce qui est le plus important, à les garder décontractées – *sans changer vos réactions.*

« Tiens-toi droit » : voilà qui implique une position qu'on doit « tenir », et qui doit être droite par ailleurs. Elle implique également un rapport entre le corps, la volonté et l'action. Si vous avez un problème physique (« mauvaise posture »), réglez-le en faisant quelque chose. Si vous n'y arrivez pas, c'est une faiblesse de votre volonté, à laquelle votre corps devrait en principe obéir.

Né en 1869 en Australie et mort en 1955 à Londres, pédagogue et savant, homme visionnaire et espiègle, Frederick Matthias Alexander aurait d'abord dit que **le corps et l'esprit sont tellement liés qu'il est impossible de séparer l'un de l'autre.** Jadis, on comparait souvent le corps d'un être humain à une voiture et son esprit à un chauffeur. Aujourd'hui, on compare le corps à un ordinateur, l'esprit à un logiciel. Ces deux métaphores sont nettement erronées car, chez les humains, le contrôleur, la chose contrôlée et le contrôle lui-même sont une seule chose. Alors, l'esprit ne peut pas être le maître du corps : *l'esprit est le corps, le corps est l'esprit.* Quel que soit le problème (« mauvaise posture »), une volonté faible, insuffisante ou mauvaise ne pourrait pas en être l'origine – et encore moins la solution – tant que cela implique une séparation entre corps et esprit.

Alexander aurait ensuite dit que pour résoudre un problème il ne faudrait pas que vous fassiez la bonne chose, mais que *vous arrêtiez de mal la faire.* En se « tenant droit », on essaie de bien faire et on s'engage à coup sûr sur la voie de l'échec, comme le témoigne toute personne dont les problèmes de posture s'aggravent dès qu'elle essaie de se tenir droite. Il vaudrait mieux ne pas s'affaler ou s'avachir, en arrêtant alors la chose mauvaise. « Arrêtez le faux, et le juste se fera de lui-même. » Source d'étonnantes merveilles et d'énormes difficultés, ce principe – dont le nom plutôt curieux est l'*inhibition* – est la pierre angulaire de la technique Alexander.

Alexander aurait dit en plus qu'il n'existe pas de bonnes positions, mais plutôt de bonnes *directions,* qui rendent telle ou telle position bonne ou mauvaise. Cherchez alors non pas une position (« droite »), mais plutôt une direction : « vers le haut », par exemple.

Pour en finir, Alexander vous aurait probablement découragé d'essayer de changer les habitudes d'une autre personne en lui donnant des instructions telles que : « Tiens-toi droit ». Vous souhaitez changer les habitudes et les comportements d'une personne quelconque (un membre de votre famille, ami, voisin, collègue, belle-mère) : la dynamique de toutes vos relations personnelles commence par la façon dont vous vous présentez vous-même. Alors, **devenez un modèle vivant de ce que vous souhaitez voir chez les autres.** En changeant la dynamique de vos relations, votre attitude idéale doit nécessairement changer les réactions de vos interlocuteurs.

L'unité fondamentale de tout être humain, les rapports entre les gens, l'inhibition et la direction, nos habitudes et nos comportements, nos suppositions et nos jugements, posture, mouvement, tension, détente, santé et bien-être... tout cela fait l'objet de cet ouvrage. Mon but : vous convaincre que **vos problèmes ne sont pas ce que vous croyez,** et vous offrir des solutions dont la simplicité et l'efficacité démontrent l'exceptionnelle intelligence d'un grand homme : Frederick Matthias Alexander.

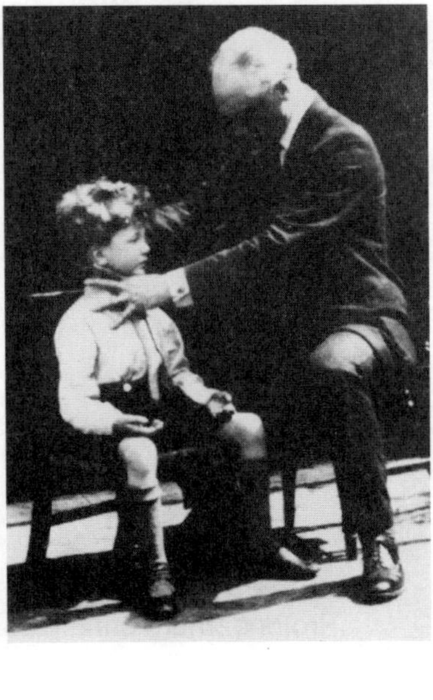

Frederick Matthias Alexander (1869-1955) avec un jeune élève.

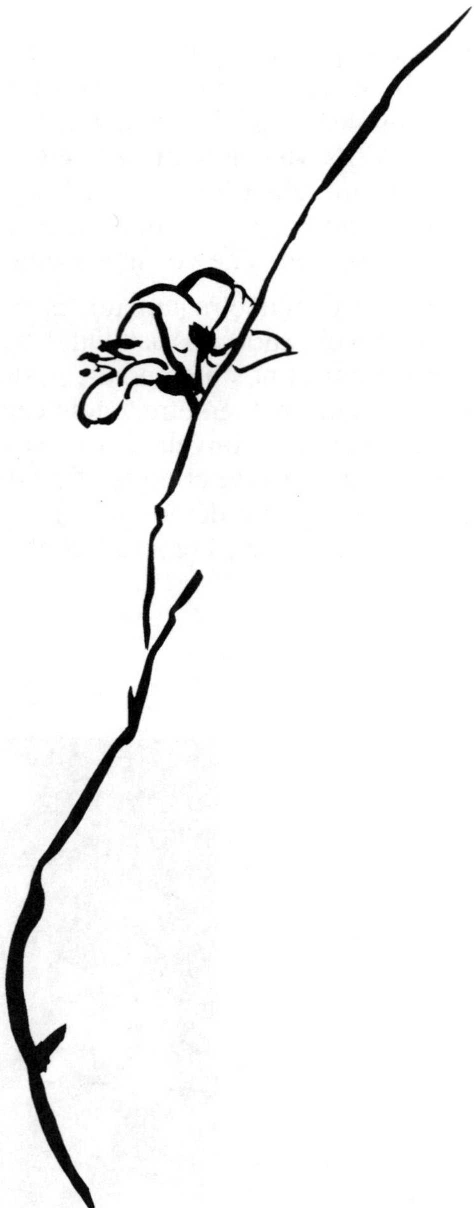

Profondément enracinée, la fleur se dirige vers le haut.

CHAPITRE I
L'unité de l'être

1. Alexander, et son problème originel

De par la façon dont les principes de la technique Alexander sont liés les uns aux autres, il est difficile de les étudier un à un séparément. Je me permettrai alors de faire des digressions plus au moins librement, de me répéter souvent et de récapituler de temps en temps. Tout lecteur qui s'ennuie peut aller prendre un petit café entre chaque chapitre !

Pour bien saisir les principes de cette technique, il pourrait être utile de regarder en arrière et d'examiner le voyage qu'Alexander a fait lui-même. Il le décrit longuement dans le premier chapitre de *l'Usage de soi,* le troisième des quatre livres qu'il a écrits. C'est un document essentiel à tout étudiant sérieux de la technique Alexander.

Jeune, Alexander (né en 1869 en Tasmanie, une île au sud de l'Australie) souhaitait exercer la carrière de comédien, pour laquelle il faisait preuve de talent. Sa grande passion était Shakespeare, dont il déclamait des extraits dans des récitals dramatiques très appréciés à l'époque. Il eut vite un grand succès professionnel. Cependant, sa carrière était menacée par un problème vocal qui revenait à chaque fois qu'il se trouvait sur scène, où il souffrait d'enrouement. Le conseil médical qu'il reçut alors était simple : reposer sa voix jusqu'à disparition de l'enrouement. Le repos s'avérait efficace dans la mesure où l'enrouement disparaissait lorsque Alexander ne déclamait pas. Pourtant, il ne pouvait être considéré comme une solution permanente puisque cet enrouement revenait dès qu'il reprenait ses récitals publics. Il lui fut alors conseillé de subir une opération pour raccourcir sa luette, qui – selon ses médecins – était trop longue.

Il est logique de reposer la voix une fois qu'elle a été trop utilisée. Il est également logique de se faire opérer si l'organisme souffre d'un défaut mécanique relevant d'une chirurgie – pour guérir une hernie inguinale, par exemple. Cependant, Alexander rejeta l'avis de ses médecins, pensant que ses problèmes vocaux n'étaient pas dus à une utilisation excessive de sa voix (ce qui aurait justifié de la reposer), et encore moins à un défaut structural de l'organisme vocal (ce qui aurait justifié de le faire opérer). Il a raisonné que la source de ses difficultés était plutôt la *mauvaise façon* dont il utilisait sa voix.

Cela pourrait paraître évident au lecteur d'aujourd'hui, mais à l'époque d'Alexander – c'est-à-dire à la fin du XIXe siècle, en Australie – la grande majorité des personnes aurait persisté à prendre du repos ou accepté de se faire opérer, sans jamais oser douter du diagnostic d'un médecin. La pensée d'Alexander était en avance par rapport aux habitudes de son temps.

Par ailleurs, même aujourd'hui la plupart d'entre nous hésitent beaucoup à admettre qu'ils sont eux-mêmes, dans la plupart des circonstances, la source de leurs problèmes – une situation dans laquelle la médecine moderne joue aussi un rôle, comme elle le faisait il y a un siècle. Prenons un exemple :

Le syndrome du tunnel carpéen, très pénible, est capable de rendre quelqu'un infirme en permanence. Il affecte les poignets des musiciens, des opérateurs de machines qui demandent la répétition constante d'une action manuelle (telle que saisie informatique), des femmes enceintes, et de bien d'autres personnes de tous milieux. Lorsqu'il diagnostique un syndrome du tunnel carpéen, un médecin contemporain dirait que son patient utilise trop son poignet qu'il doit donc laisser se reposer. Au cas où le repos ne suffirait pas, le médecin suggérera des injections de cortisone ou une opération. La cortisone n'agit que sur un seul symptôme (la douleur) et temporairement ; en plus, elle a de graves effets secondaires (iatrogénie). L'opération, à son tour, n'offre pas de résultats sûrs.

En tout cas, le regard d'un médecin d'aujourd'hui sur son patient, sur le diagnostic et sur les remèdes démontre que la vision d'Alexander – originale et révolutionnaire il y a un siècle – reste, à la fin du XXe siècle, plus pertinente et plus urgente que jamais. Il est vrai que la médecine moderne dispose de deux techniques qui n'existaient pas à l'époque d'Alexander : la kinésithérapie et l'ergonomie. J'en parlerai après avoir fait encore deux autres observations sur la vision d'Alexander.

2. L'indivisibilité de l'être

Je souhaite citer un passage de *l'Usage de soi* dans le double but de formuler un principe de base de la technique Alexander et d'éveiller la curiosité de mes lecteurs sur ses écrits. Voici comment il décrit ses préjugés lors des premiers stades de ses recherches. « Je supposais, comme la plupart des gens, que le "corps" et le "mental" étaient des parties séparées d'un même organisme. Je croyais, par conséquent, que les maladies humaines, les difficultés et les points faibles pouvaient être classés soit comme troubles "mentaux", soit comme troubles "physiques" et traités selon des principes spécifiquement "mentaux" ou "physiques". »

Alexander avoue ensuite avoir abandonné ce point de vue, affirmant que ses expériences l'avaient convaincu qu'« il est impossible de séparer les processus mentaux et physiques dans quelque forme que ce soit de l'activité humaine (1). »

1. Frederick Matthias Alexander : *L'Usage de soi,* traduit de l'anglais par Eliane Lefebvre (Editions Contredanse, Bruxelles, 1996), p. 30.

Dans sa théorie ainsi que dans sa pratique, la technique Alexander souligne sans cesse la connexion qui existe entre le corps et l'esprit – de fait, leur véritable *inséparabilité.* Ayant conscience de l'importance du rapport entre la façon dont nous pensons, parlons et agissons, Alexander évitait autant que possible, dans son travail pédagogique ainsi que dans ses écrits, d'utiliser des termes tels que « mécanique du corps » ou « complexes mentaux ». Il préférait plutôt parler de la totalité de l'organisme psychophysique humain en utilisant le terme « le moi » (*the self* en anglais), et en disant que le moi « réagit » et « fonctionne ».

Le mot « moi », tel qu'il est utilisé par Alexander, n'a pas les connotations que lui attribue la psychanalyse (par exemple, en opposant « le moi » et « l'autre »). Il est plutôt une façon simple, directe et immédiate de parler de la personne tout entière, dans toutes ses activités. Le simple fait de dire que le corps et l'esprit travaillent ensemble impliquerait un peu de séparation entre les deux. Si vous souhaitez vous engager dans la voie de la croissance et du changement ouverts par les découvertes d'Alexander, il serait préférable d'éviter la moindre notion de séparation entre les parties de votre être. Alors, ne parlez plus de l'usage que vous faites de votre corps, mais plutôt de celui que vous faites de *vous-même ;* cela deviendra plus clair au fur et à mesure que vous lirez ce livre. Néanmoins, vous n'arriverez à une compréhension pratique (et l'accent doit être placé sur le mot « pratique ») de l'unité de l'être, telle qu'Alexander la concevait, qu'à la suite des expériences pratiques engendrées par la technique qu'il a créée.

Un exemple de l'« usage de soi » pourrait vous aider à saisir la signification du terme « le moi ». Imaginez n'importe quelle situation concrète : vous descendez les escaliers chez vous, vous jouez au tennis, vous faites l'amour… Dans tous les cas, la totalité de votre être est présente à tout moment ; toutes les parties de votre être jouent un rôle, qu'il soit actif ou passif. En jouant au tennis (ce qui semblerait, pour certains, être une activité surtout physique), il est impossible de faire le moindre geste sans que l'esprit anime le corps du joueur, en envoyant des messages à partir du cerveau à travers les nerfs et jusqu'aux muscles. Corps et esprit agissent ensemble, tout de suite et toujours, indépendamment de l'efficacité ou de l'inefficacité de l'usage que vous faites de vous-même.

Quand vous faites l'amour, chaque fibre de votre être joue un rôle. Ce qui semble être un plaisir physique très intense résonne profondément aux niveaux intellectuel, psychologique, émotionnel et affectif. Il se peut que vous ne soyez pas conscient de cette interaction intime entre le corps et l'esprit lorsque vous faites l'amour, mais ce manque de conscience n'en nie absolument pas l'existence. (D'ailleurs, la conscience de la totalité de l'acte ne peut que renforcer sa beauté et son intensité ; de même pour le tennis, le jeu d'un instrument de musique ou toute autre activité.)

En plus de la connexion permanente entre le corps et l'esprit, l'indivisibilité de l'être implique la participation du corps entier dans tout ce que vous faites. Lorsque vous faites l'amour, toutes les parties de votre corps, de la tête aux pieds, jouent un rôle, certaines prenant un rôle plus important ou plus actif, d'autres ayant une participation plus modeste. De toute façon, dans l'acte amoureux comme dans toute autre activité humaine, chaque partie du corps joue toujours un rôle.

Revenons aux troubles vocaux d'Alexander : la vraie cause de son enrouement, lorsqu'il jouait sur scène, n'était pas la mauvaise façon dont il utilisait sa voix, mais *le mauvais usage qu'il faisait de lui-même tout entier.* Il remarqua que pendant qu'il récitait il tirait sa tête vers le bas et vers l'arrière, comprimait son larynx, raccourcissait son torse et raidissait ses jambes et ses pieds. Pour bien éliminer l'enrouement, il ne lui suffisait donc pas seulement de changer la façon dont il utilisait sa voix ; il lui fallait changer sa coordination globale ou, mieux dit, *son usage de soi.*

3. Usage de soi et fonctionnement

La façon dont vous vous utilisez affecte le fonctionnement de votre organisme, qu'il s'agisse de votre voix, de votre respiration, de vos gestes et mouvements, de vos réponses aux situations dites stressantes, de vos relations humaines, de vos émotions... Ce rapport entre *usage de soi* et *fonctionnement* est sans doute la découverte la plus pratique parmi celles faites par Alexander, car si vous souhaitez améliorer un élément quelconque de votre fonctionnement, vous serez obligé d'améliorer l'usage que vous faites de vous-même. Pourvu que vous vous utilisiez bien, chacune de vos activités améliore votre fonctionnement et rehausse votre bien-être. Inversement, tant que vous vous utilisez d'une mauvaise façon, tout ce que vous faites risque d'être nuisible à votre santé. Dans le prochain chapitre, j'examinerai les caractéristiques du bon usage de soi. Ensuite, j'explorerai la relation entre l'usage de soi et les émotions, le sport, la musique, le théâtre, la danse et encore d'autres activités.

L'usage de soi est la façon dont on réagit avec tout son être dans tout ce qu'on fait à chaque moment de sa vie. Dans certaines situations, vous réagissez avec intelligence, efficacité, élégance et économie de moyens – c'est-à-dire sainement; dans d'autres situations, beaucoup moins. Que vous vous utilisiez sainement ou maladroitement, dans toutes vos réactions votre être est présent tout entier – le corps de la tête aux pieds, inséparable de l'esprit qui l'anime. « Parler de l'individualité et du caractère d'un homme, dit Alexander, c'est parler de la façon dont il s'utilise (2). » J'ai choisi jusqu'à présent de ne pas parler de l'âme humaine, mais je me permets de citer Léonard de Vinci : « Toi qui veux voir comment l'âme habite le corps, tu n'as qu'à regarder comment le corps use de sa quotidienne habitation. »

2. F. M. Alexander : *Articles and Lectures* (articles et conférences), avec une préface de Walter H. M. Carrington, annoté par Jean M. O. Fischer (Mouritz, Londres, 1995), p. 207.

4. Kinésithérapie et ergonomie

Avant de continuer à examiner les découvertes d'Alexander, parlons rapidement de la kinésithérapie et de l'ergonomie qui n'existaient pas à l'époque d'Alexander. Telles qu'elles sont aujourd'hui pratiquées par la majorité des professionnels, l'une et l'autre ignorent l'indivisibilité de l'être humain dont Alexander était profondément conscient. Le kinésithérapeute qui se trouve face à un patient souffrant du syndrome du canal carpéen sera tenté de lui faire faire des exercices de poignet. Or, la cause du syndrome n'est pas l'usage excessif du poignet, mais le mauvais usage que la personne fait d'elle-même dans tout ce qu'elle fait. Le poignet mal utilisé n'est qu'un symptôme de la *mauvaise coordination globale de la personne,* coordination qui comprend également des attitudes, des croyances, des perceptions et encore d'autres composantes. Si le patient exécute les exercices de poignet prescrits par le kinésithérapeute sans avoir changé l'intégralité de son être, y compris la pensée qui anime tous ses gestes, il risque d'aggraver sa situation au lieu de l'améliorer. En plus, à cause de la fausse perception sensorielle (dont je parlerai plus loin), le patient risque de mal exécuter ses exercices sans s'en rendre compte. Aucun exercice n'est bénéfique en soi ; il le devient selon la façon de le pratiquer. Or, un exercice théoriquement bénéfique risque d'être nuisible dès que le patient le pratique maladroitement, comme c'est souvent le cas.

La jeune science de l'ergonomie a apporté des innovations utiles dans les domaines du mobilier et de l'organisation des routines de travail, entre autres. Cependant, certaines de ses trouvailles doivent être considérées avec prudence. Certains lieux communs concernant les meubles sont plutôt erronés. L'exemple le plus courant est l'idée que le matelas très ferme « est bon pour le dos » ; pourtant, le matelas trop ferme ne respecte pas les lignes naturelles du corps humain et certains dorment assez mal parce qu'ils tiennent à ce que leur matelas soit « bon pour le dos ».

Puisque les êtres humains sont extrêmement différents les uns des autres, tant morphologiquement que psychologiquement, il est impossible de trouver une solution universelle pour tel ou tel problème de posture. Le même fauteuil peut être parfaitement confortable pour moi et plutôt incommode pour vous. Par ailleurs, ce qui est confortable n'est pas nécessairement sain ou bienfaisant ; beaucoup trop souvent on s'avachit sur un canapé, le corps mal placé et tordu, se croyant à l'aise. Il est des meubles dont la conception prend en compte non pas un usage idéal du corps, mais un usage « normal », autrement dit habituel. Inversement, il se peut qu'un meuble quelconque vous donne la possibilité de vous installer dans une position tonique et bien dirigée ; un tel meuble vous paraîtra mauvais tant que vous n'aurez pas l'habitude de la tonicité ou de la bonne direction de votre organisme.

Certains meubles rendent le bon usage de soi plus ou moins facile, d'autres le rendent plus au moins difficile ; néanmoins, il n'existe aucun meuble *obligeant* la personne qui l'utilise à faire un bon usage de soi. Bref, l'utilité de l'ergonomie sera toujours limitée par les grandes différences entre les individus ; par la difficulté de profiter d'un meuble bien conçu et bien fabriqué quand on n'a pas l'aptitude nécessaire pour faire un bon usage de soi ; et par le décalage entre ce qui est confortable et ce qui est bienfaisant. En tout cas, il serait souhaitable pour vous d'approfondir votre connaissance des principes du bon usage de soi avant de remplacer vos meubles, à la maison ou au bureau.

5. Foncer droit au but

En affectant notre fonctionnement, notre mauvais usage de nous-même est donc à l'origine d'une grande partie de nos faiblesses, de nos malaises et, finalement, de nos maladies. Une question se présente tout logiquement : quelle est la cause fondamentale du mauvais usage de soi ? La réponse à cette simple question témoigne encore une fois de l'intelligence aiguë d'Alexander.

La grande majorité semble croire que le mauvais usage de soi serait dû à l'éducation, à la vie moderne, à la civilisation, à la religion (ou à son absence), à la vie en famille ou au stress. De son côté, Alexander pensait que le problème se trouve non pas dans ce que les autres nous font, mais dans ce que *nous nous faisons nous-même.* Face à la stimulation constante de la vie, vous pouvez réagir sainement (en utilisant les moyens que chaque situation exige pour son parfait dénouement), ou d'une façon malsaine (en ignorant les moyens exigés et en *fonçant droit au but,* quel qu'en soit le prix à payer). La cause ultime du mauvais usage de soi, dans la vision d'Alexander, est cette habitude universelle de « foncer droit au but (3) ».

Imaginez un père avec sa fillette qui, bouleversée par quelque chose, pleure. Le père n'a qu'une envie : qu'elle arrête de pleurer. Cependant, au lieu de trouver la raison pour laquelle elle pleure et de la conforter, il lui crie dessus et la frappe, tellement intense est son envie qu'elle arrête de pleurer. Le résultat est évident : l'enfant pleure encore plus fort. En fonçant droit au but, en ignorant les moyens que la situation exige, le père rend la situation pire pour son enfant et pour lui-même.

La même attitude et la même stratégie sont reproduites à des milliers de reprises dans tous les champs d'activité humaine. L'habitude de foncer droit au but est tellement répandue qu'elle est devenue invisible : dans les sciences et dans les arts, en politique et en économie, dans la vie quotidienne, dans tout ce que nous pensons, disons et faisons, nous fonçons tous et toutes droit au but.

---

3. En anglais, l'expression utilisée par Alexander est particulièrement suggestive, et pourtant impossible à traduire en français. Lui aurait dit *to end-gain – end* étant « le but » et *to gain* « atteindre ». En anglais il est donc facile de parler d'un nom, d'un adjectif, d'une action, et – ce qui est le plus délicieux, puisqu'on peut l'utiliser comme épithète injurieuse – d'un acteur *(end-gainer),* tous liés à la même idée de foncer droit au but, ou d'atteindre un but de n'importe quelle façon, à n'importe quel prix.

Foncer droit au but engendre le mauvais usage de soi. A son tour, le mauvais usage de soi provoque un mauvais fonctionnement de l'organisme. Pour améliorer votre fonctionnement, arrêtez de mal vous utiliser ; pour arrêter de mal vous utiliser, cessez de foncer droit au but !

6. L'inhibition, ou cesser de mal faire

Les découvertes d'Alexander sur la relation entre l'habitude de foncer droit au but, l'usage de soi et le fonctionnement tournent autour d'une autre belle trouvaille : pour changer l'usage que vous faites de vous-même, *ce qu'il vous faudrait n'est pas de bien faire, mais d'arrêter de mal faire.* « Prévenez les choses que vous avez toujours faites et que vous êtes en train de faire, écrit Alexander, et vous aurez parcouru la moitié du chemin vers chez vous (4). » Voici la pierre angulaire de la technique Alexander. Dans notre vocabulaire technique on l'appelle « inhibition ».

Bien évidemment, nous utilisons ce terme d'une façon différente de celle de la psychologie. L'inhibition « alexanderienne » ne se définit pas par répression des émotions et des sentiments, mais plutôt par l'**empêchement volontaire de toute réaction irraisonnée ou nuisible** dans une situation quelconque. Inhiber, c'est arrêter de foncer droit au but. En fonçant droit au but on fait trop, on fait trop tôt, on fait de travers. En inhibant, on ne fait pas trop, on ne fait pas trop tôt, on ne fait pas de travers.

C'est bien ce *non-faire* qui rend la technique profondément différente de toute méthode d'apprentissage et de changement basée sur l'idée de bien faire ou de mieux faire. L'inhibition « alexanderienne » est un concept d'une telle importance qu'elle mérite un chapitre à part.

4. F. M. Alexander : *Articles and Lectures,* p. 198.

7. Le contrôle primaire

En étudiant l'organisme humain, Alexander a conclu que le contrôle direct du fonctionnement de l'organisme – que ce soit la respiration, la digestion ou l'usage d'un muscle spécifique – serait, selon les cas, pas nécessaire, vraisemblablement nuisible ou simplement impossible. Une question se pose : si nous ne devons pas contrôler le fonctionnement de notre organisme, comment apprendre, comment changer, comment atteindre le bien-être et la santé ?

Alexander a démontré que chez tous les êtres humains – en fait, chez tous les vertébrés – il existe une certaine relation dynamique entre la tête, le cou et le dos qui détermine la coordination globale de l'individu. Alexander a nommé cette relation dynamique le « contrôle primaire (5) », le mot « primaire » prenant ici le sens de primordial, premier. La façon dont vous utilisez votre tête, votre cou et votre dos détermine votre coordination globale ou, pour dire autrement, votre usage de vous-même. Votre usage de vous-même affecte à son tour votre fonctionnement. Or, pour que ce dernier soit idéal, votre usage de vous-même devrait être idéal ; pour que votre usage soit idéal, votre contrôle primaire devrait être libre de tout mauvais usage.

Le contrôle primaire n'est pas une position de la tête. Dans les conditions idéales de coordination, toute position de la tête, du cou et du dos peut être saine. Quelqu'un tel que Fred Astaire – dont la coordination était un modèle d'élégance, de souplesse et de tonicité – peut mettre sa tête dans n'importe quelle position sans se faire le moindre mal. Par contre, dans l'absence de ces conditions idéales, la plupart des positions sont néfastes, et certaines particulièrement préjudiciables : tirer la tête vers l'arrière et vers le bas en lâchant son poids lourdement sur le cou et, par extension, sur la colonne vertébrale, en est un exemple.

---

5. *Primary Control* en anglais.

Toute personne dont la coordination globale est bonne n'a pas à s'inquiéter des positions de sa tête ou de son corps. Toute personne mal coordonnée qui souhaite améliorer sa coordination a besoin de devenir consciente de ses mauvaises positions ou, plus précisément, des caractéristiques qui rendent une position mauvaise. En acquérant cette conscience, la personne change presque inévitablement son usage de soi, ce qui lui permet d'abandonner tout souci de position.

Une position – de la tête, d'un membre, du corps entier – devient « bonne » ou « mauvaise » selon les *directions* qui précédent et accompagnent la position. Cela deviendra plus clair après notre discussion sur l'inhibition « alexanderienne », dont les *directions* ne sont que le revers de la médaille.

Chez les êtres humains moyens, le mauvais usage du contrôle primaire est devenu tellement habituel qu'il est maintenant difficile d'évaluer son existence et d'apprécier sa beauté. Chez les animaux – sauvages ou domestiqués – ce mécanisme est plus facile à examiner. En effet, nous aurions tous et toutes énormément à apprendre en les observant de près ; ils nous permettent d'établir des critères d'usage idéal. Nous pouvons ensuite regarder les humains sous une nouvelle lumière et constater combien ils ont dévié de cet idéal.

Imaginez un chat bondissant du sol à une table : sa tête part avant le corps ; la tête guide, le corps suit. Imaginez maintenant un cheval galopant et franchissant un obstacle : son corps entier, de la tête aux pieds, est tendu avec force et joie ; sa colonne vertébrale est toujours en étirement. A chaque pas et avec chaque saut, sa tête guide le geste, en partant avant le corps. A tout moment, la coordination globale du cheval est déterminée par l'usage qu'il fait de sa tête et de son cou. Imaginez un goéland planant dans le vent : sa tête part vers l'avant et étire sa colonne, créant ainsi un état de grande tonicité dans le corps entier. Grâce à cette tonicité, l'oiseau devient aérodynamique ; il serait impossible pour un oiseau tout mou de voler ou de planer.

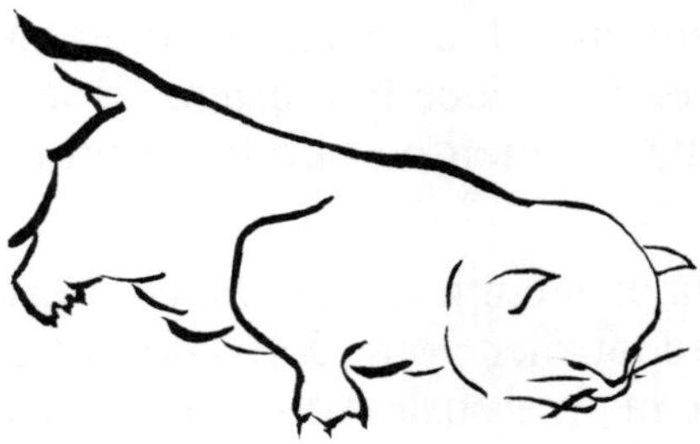

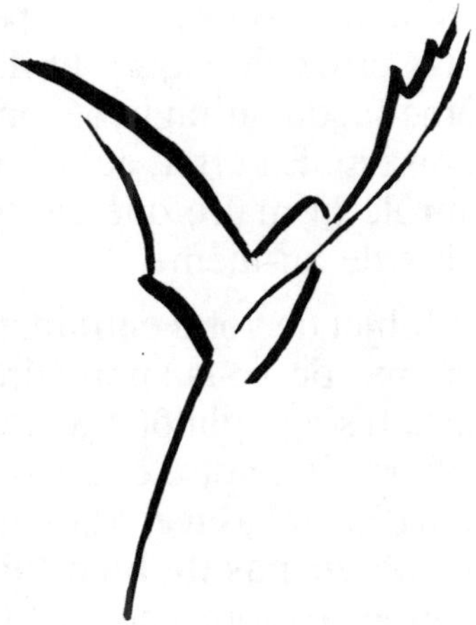

Tout enfant sain démontre le même état de coordination. Regardez un petit bébé qui apprend à se traîner à quatre pattes ou à marcher. La façon dont le bébé utilise sa tête et son cou détermine ses mouvements : aisés et économiques, maladroits ou laborieux. De même pour l'enfant plus âgé qui apprend à faire du vélo ou du patin sur glace.

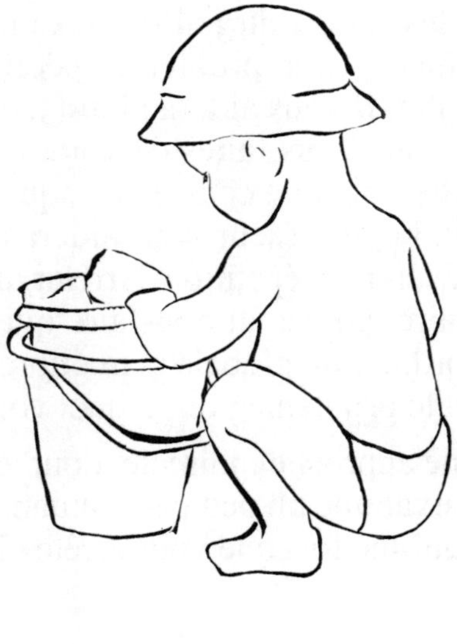

Si jamais vous êtes frappé par le port et la grâce d'un adulte, vous verrez alors qu'il utilise sa tête, son cou et son dos de la même façon qu'un bébé, un petit enfant, un chat, un chien ou un oiseau. En effet, ce n'est que grâce à ce bon usage de son contrôle primaire que cet adulte est bien coordonné, sain et maître de lui-même.

L'objet de votre entraînement en technique Alexander n'est donc pas de vous apprendre à contrôler votre corps ou votre esprit. Il s'agit plutôt d'arrêter le mauvais usage que vous faites de votre tête, votre cou et votre dos, et de prévenir la réapparition d'un tel usage. Mais attention au point le plus important : **il ne s'agit pas de bien faire, mais d'arrêter de mal faire.** Imaginez encore une fois le chat, l'oiseau ou le bébé : leur bonne coordination, leur liberté et leur bien-être ne sont pas le résultat d'un effort musculaire consciemment voulu, mais *l'absence d'un tel effort.* Dans cette absence d'effort, un état idéal de tonicité, d'étirement, de force et de puissance – et non pas un état de raideur, de faiblesse ou de mollesse – se produit de lui-même dans l'organisme. J'en parlerai au chapitre III.

Supposons que vous alliez voir un professeur de technique Alexander dans le but de vous débarrasser de trac, d'asthme, d'une tendinite ou d'un autre état quelconque. Si votre professeur respecte les règles du jeu d'Alexander, il évitera de travailler directement sur le problème spécifique pour lequel vous l'avez consulté. Il vous aidera plutôt à devenir conscient du mauvais usage que vous faites de votre contrôle primaire. Avec l'aide de cette nouvelle conscience, qui est une véritable conscience de soi, le professeur vous aidera à arrêter ce mauvais usage et à prévenir sa répétition. Arrêter un mauvais usage, c'est arrêter de faire. Grâce au non-faire qui en est la conséquence, votre coordination globale s'améliore, en atténuant ou en éliminant ainsi le problème pour lequel vous avez consulté.

Il s'agit là d'une approche indirecte, dont les avantages sont nombreux. Je les examine un peu partout dans ce livre. Pour le moment, notons qu'une fois que vous arrêtez le mauvais usage de votre contrôle primaire, les changements dans votre coordination et dans vos attitudes sont tellement profonds que vous vous débarrassez presque automatiquement d'un nombre important d'habitudes, de faiblesses, de malaises et de difficultés. « Dans les cas où le fait de savoir comment diriger le contrôle primaire avait créé une amélioration dans la manière d'utiliser les mécanismes à travers tout l'organisme, écrit Alexander, les résultats de ce "conditionnement" peuvent sans risque prendre leur propre forme (6). »

Au départ, vous cherchez à vous débarrasser d'un état spécifique (le mal au dos, par exemple). En dirigeant votre contrôle primaire (ce qui, je le répète, implique non pas un effort musculaire mais un non-faire constructif), vous finissez par améliorer nombre d'aspects de votre vie, en vous débarrassant en plus de l'état d'origine.

8. La perception sensorielle

Alexander avait vu qu'il existe plusieurs obstacles au changement. Parmi eux, et étroitement liés l'un à l'autre, deux sont particulièrement importants.

a) Le sens musculaire

Premièrement, la plupart des personnes ne sont pas conscientes de leur usage de soi, surtout du mauvais usage qu'elles font d'elles-mêmes. Elles ne perçoivent pas avec exactitude ce qu'elles font et comment elles le font. Par exemple, regardant une photo ou une vidéo de vous-même, ne vous êtes-vous jamais exclamé : « Ce n'est pas moi ! Je ne suis pas comme cela ! » ? Il y a, dans ce cas, un décalage entre ce que vous faites et ce que vous croyez faire – en fait, entre ce que vous êtes et ce que vous croyez être. C'est un phénomène pratiquement universel qu'Alexander a nommé la « fausse perception sensorielle », laquelle joue un rôle fondateur dans sa technique.

---

6. *L'Usage de soi,* p. 59.

A l'école, nous apprenons tous que nous avons cinq sens : la vision, l'ouïe, le toucher, le goût et l'odorat. Pourtant, nous en avons un autre, dont nous sommes beaucoup moins conscients malgré son énorme importance pour notre santé et notre bien-être. En effet, en ignorant ce sens-là et ses multiples manifestations, nous risquons de mettre notre santé en danger. Il ne s'agit pas de ce qu'on appelle populairement « le sixième sens », synonyme d'intuition, mais de ce qu'on appelle un peu vaguement le « sens musculaire ».

Les muscles, articulations et tendons contiennent des organes propriocepteurs, dont la fonction principale est d'envoyer au système nerveux des informations sur la position d'une partie du corps relative au reste du corps. La proprioception est donc le sens que le corps a de lui-même. Elle nous informe de beaucoup de choses en plus des positions du corps : le mouvement, l'équilibre, le tonus des muscles, les sensations de tension et de détente, l'effort et la fatigue sont tous soumis à la supervision de la proprioception.

Le cou est particulièrement bien fourni en propriocepteurs. D'ailleurs, c'est l'une des raisons pour lesquelles le contrôle primaire – la relation dynamique entre la tête, le cou et le dos – établit la coordination globale de chaque vertébré. En faisant mauvais usage de votre cou et de votre tête, vous créez des déformations quant aux informations qui, émanant des propriocepteurs, orientent le corps entier. Un cercle vicieux s'initie ainsi : plus votre usage est mauvais, moins les informations que votre perception sensorielle capte et interprète sont fiables. Et réciproquement : plus les informations de votre perception sensorielle et leurs interprétations sont imprécises, plus votre usage sera mauvais. En trouvant une façon de briser ce cercle vicieux, Alexander a fait preuve une fois de plus d'intelligence et de créativité. J'en parlerai au chapitre IV.

b) Les habitudes

Etroitement liées à la fausse perception sensorielle, les habitudes sont le deuxième grand obstacle aux changements. Le cerveau a tendance à placer les nouvelles sensations et les pensées qu'elles engendrent au premier plan, reléguant ainsi toute ancienne information à l'arrière-plan. Nous devenons tellement habitués à nos gestes, notre voix, notre odeur que nous finissons par les ignorer complètement. Nous ne faisons pas attention à tout ce qui est habituel, dans l'espoir de mieux saisir, interpréter et comprendre tout ce qui est inconnu et peu familier. Ce manque d'attention aboutit peu à peu à la négligence et à la déformation. En négligeant, ignorant et pervertissant les informations que nous avons sur nous-même – c'est-à-dire en les plaçant à l'arrière-plan – nous finissons par mal saisir et mal comprendre les informations que nous recevons du et sur le monde qui nous entoure.

Les habitudes, la perception sensorielle et l'usage de soi ne sont donc que trois manifestations distinctes, et pourtant parfaitement connectées les unes aux autres, d'une seule force.

9. Récapitulatif des principes de base

Le moment est venu de récapituler rapidement les principes de base de la technique Alexander que nous avons étudiés jusqu'ici. Vous découvrirez que toutes les autres caractéristiques de la technique, théoriques ainsi que pratiques, découlent logiquement et naturellement des points suivants.

❐ Dans le but de mettre en valeur l'unité fondamentale de l'être, Alexander a parlé non pas du corps ou de l'esprit, mais plutôt du « moi ».

❐ Dans le but de mettre en valeur le dynamisme fondamental d'un être humain, Alexander a parlé non pas de la mécanique du corps, de la posture ou des états ou complexes mentaux, mais plutôt de « l'usage de soi », en disant aussi que le moi « réagit » et « fonctionne ».

❒ Alexander a démontré que l'usage de soi affecte toutes les manifestations du fonctionnement de l'être humain. En faisant mauvais usage de vous-même, vous occasionnez une détérioration dans la façon dont vous fonctionnez. Or, pour améliorer votre fonctionnement, vous êtes obligé d'améliorer l'usage que vous faites de vous-même.

❒ Le mauvais usage de soi est la conséquence de l'habitude universelle de foncer droit au but. Pour améliorer votre usage, l'important n'est pas de bien faire, mais plutôt d'arrêter de mal faire – c'est-à-dire, d'arrêter de foncer droit au but. C'est ce que l'on appelle « l'inhibition », et elle devient une réalité pratique à travers les « directions » que vous vous donnez. Rappelez-vous que plutôt qu'inhiber le mauvais usage que vous faites de vous-même, vous devriez inhiber l'habitude de foncer droit au but qui en est à l'origine.

❒ Alexander a démontré qu'une certaine relation dynamique entre la tête, le cou et le dos détermine la coordination globale de tout vertébré. Il a nommé cette relation le « contrôle primaire ». Le bon usage du contrôle primaire est la condition *sine qua non* pour le bon usage de soi et, par conséquent, pour le bon fonctionnement de l'organisme tout entier.

❒ La fausse perception sensorielle et la force des habitudes sont deux des obstacles les plus grands à la croissance et au changement.

Comme je l'ai déjà écrit, tous ces principes sont interdépendants, ce qui les rend difficiles, voire impossibles, à examiner séparément les uns des autres. Dans les chapitres suivants, lorsque je parlerai d'un principe je serai obligé d'en mentionner bien d'autres, car toute introduction à un nouveau sujet entraîne presque nécessairement des répétitions. Au fur et à mesure que vous lirez ce livre, vous trouverez telle ou telle répétition de plus en plus justifiée et utile. Pourtant, je risque de vous ennuyer, et vous risquez alors de consommer trop de café. Ce serait dommage !

La technique Alexander et d'autres méthodes

La technique Alexander est-elle semblable au yoga ou à la méditation ?

Les gens qui n'ont pas encore eu une expérience pratique de la technique essayent souvent de l'évaluer en la comparant à quelque chose d'autre qu'ils connaissent déjà : le yoga, le t'ai chi, le biofeedback, etc. Il peut y avoir des points communs entre la technique Alexander et d'autres disciplines, mais ce qui définit la technique est tout ce qui lui est exclusif, plutôt que ce qu'elle partage avec d'autres méthodes.

Je ne suis pas expert en yoga, en méditation ou dans d'autres pratiques, et donc mal placé pour écrire à leur sujet. Si vous pratiquez le yoga ou une autre discipline quelconque et que vous souhaitez la comparer à la technique Alexander, je vous suggère de préparer une liste des principes fondamentaux de la discipline en question et de la mettre côte à côte avec la liste des principes de la technique Alexander que je viens de vous présenter. Vous découvrirez, de cette manière, ce qui rapproche les deux disciplines et ce qui les éloigne.

L'idéal serait que vous fassiez connaissance avec la technique Alexander sans préjugés ni a priori. Faites les diverses expériences que le professeur vous propose avec un esprit entièrement ouvert, et laissez votre compréhension intellectuelle de la technique et de ses principes s'épanouir d'elle-même.

CHAPITRE II

L'usage de soi

1. La posture

Prenez quelques instants et considérez la question de la posture. Qu'entend-on par « bonne posture » ? Connaissez-vous des gens dont la posture vous semble bonne ? Essayez de les décrire de façon détaillée. Imaginez deux personnes, l'une dont la posture est bonne, l'autre dont elle est mauvaise. Pouvez-vous définir précisément leurs différences ? Comment peut-on acquérir une bonne posture ? Pourquoi perd-on une posture qui était bonne à un moment donné ? Quels sont les effets de la posture – bonne ou mauvaise – sur la santé et le bien-être ?

Vos réponses vous révèlent le regard que vous portez sur les êtres humains. Votre regard nous indique à son tour comment vous croyez que nous vivons et, plus utilement encore, comment vous croyez que nous devrions vivre, puisque votre conception de « bonne posture » implique nécessairement un modèle de vie.

Dans le but de clarifier certains aspects de la technique Alexander, supposons que vous trouviez que votre posture est mauvaise. Vous pensez également que la posture de tout danseur classique est bonne. Imaginons maintenant que vous croyez que votre mauvaise posture soit à l'origine de certains de vos problèmes de santé – mal au dos, par exemple. Imaginons encore que vous êtes convaincu que votre posture est mauvaise parce que les muscles de votre dos sont faibles. Toutes ces suppositions vous amènent finalement à souhaiter l'amélioration de votre posture. Alors, vous décidez d'imiter la façon dont un danseur se tient et dont il bouge. Allant plus loin encore, vous prenez des cours de danse et devenez membre d'un club de musculation, dans le but de fortifier les muscles de votre dos.

Ce scénario hypothétique illustre plusieurs attitudes courantes vis-à-vis du corps, de la posture, de la tension et de la relaxation, de la force physique et de l'exercice, de la santé et du bien-être. Ces attitudes peuvent vous sembler parfaitement anodines, pourtant elles déterminent une série de démarches pratiques. Or, si une ou plusieurs de ces attitudes sont erronées, les démarches pratiques qu'elles entraînent sont elles aussi erronées, voire nuisibles.

Même si vous ne relevez pas de ces attitudes, il serait fort utile de les examiner sous la lumière de la technique Alexander. La vision d'Alexander, quant aux questions que j'ai posées, contredit d'emblée plusieurs observations que la majorité d'entre nous croit « vraies ». En vous débarrassant de certaines attitudes ou en les changeant, vous seriez logiquement obligé de changer les actions pratiques que ces attitudes-là engendrent. Notre discussion est donc surtout une discussion pratique.

Il est facile d'imaginer la définition de la posture comme « la position ou le maintien caractéristique du corps ». Quelqu'un d'autre dirait simplement « la position du corps ». Or, une telle définition présente deux problèmes pratiques. Premièrement, comme je l'ai soutenu dans le chapitre précédent, il n'existe aucune séparation entre le corps et l'esprit, ou entre tout ce qu'on nomme normalement « physique » et « mental ». La posture, bonne ou mauvaise, n'est que la manifestation extérieure d'un ensemble de croyances et de convictions. En réalité, posture et attitude sont synonymes. Cela est implicite dans la langue elle-même : nous pouvons parler de la posture politique de quelqu'un, ainsi que de l'attitude d'un musicien à jouer de son instrument. Il serait utile pour vous de rendre cette connexion explicite, et de penser à la posture à chaque fois que vous pensez à l'attitude, et *vice versa.* Une telle habitude mentale vous aiderait à concevoir la posture comme un aspect de la personne tout entière, et non pas de son seul corps. A son tour, une telle conception pourrait vous amener à cultiver la « bonne posture » d'une façon beaucoup plus constructive que celle engendrée par la définition de « posture » comme « position du corps ».

2. Posture, mouvement et résistance

En concevant la posture comme une position du corps, vous vous créez un deuxième problème pratique lorsque vous supposez qu'il y a une opposition entre posture et mouvement. Par exemple, vous pourriez croire que debout vous vous trouvez dans une position quelconque, et qu'en marchant vous n'êtes plus dans une position, mais en mouvement. Vous risquez alors d'essayer d'améliorer votre posture en vous mettant dans une position plus ou moins raide, et en passant d'une position rigide (assise, par exemple) à une autre position également rigide (debout, par exemple). Le biologiste américain George Coghill (1), qui connaissait Alexander et dont il était partisan, écrit que « la distinction entre mobilité et immobilité est relative, et aucune distinction absolue ne peut se faire entre les deux. » Il a donné comme exemple le sommeil profond, état qui illustre l'immobilité, et a remarqué que même là « l'individu est mobilisé au niveau de ses fonctions viscérales, de sa circulation et de sa respiration, entre autres. » A moins que vous ne soyez physiquement contraint par la force, la posture et le mouvement ne sont que deux aspects de la même chose,

1. George Coghill : « Appreciation », dans F. M. Alexander : *The Universal Constant in Living* (la Constante universelle de la vie) (Centerline Press, Long Beach, Californie, 1986 ; fac-similé de la première édition de 1942, p. XXI).

que nous pourrions appeler mobilité. Selon Coghill, « dans une posture, l'individu est vraiment aussi actif qu'en mouvement... Une phase passe imperceptiblement à l'autre. »

Le pianiste et pédagogue Heinrich Neuhaus écrit que « la meilleure position de la main [au clavier] est celle qui peut être changée le plus vite et le plus facilement (2). » Je crois que cela s'applique très utilement à toutes les positions du corps, donc à la posture – non pas comme un état de rigidité ou de raideur, mais comme un état dans lequel la mobilité est soit latente, soit réalisée.

Cela ne veut pas dire que vous devriez bouger sans cesse. En fait, il est des gens qui bougent trop, souvent sans prendre conscience ni de leurs mouvements ni des effets nuisibles que leur agitation a sur leur santé. Ils le font ainsi peut-être pour compenser un état de rigidité excessive. La mobilité latente implique simplement que vous devriez être capable de bouger à tout moment, avec aisance et élégance – si la situation l'exige ou si vous le souhaitez. La mobilité latente implique également la capacité de ne pas bouger du tout, et cela même pendant de longs moments, par exemple lorsque vous assistez à une conférence. Finalement, la mobilité latente implique la capacité de passer du repos au mouvement et du mouvement au repos, rapidement ou lentement, par volonté consciente ou par réflexe, par des douzaines de moyens que déterminent le besoin et le désir, l'intuition et l'imagination.

Aussi fondamentale qu'elle soit, la mobilité n'est pas le seul composant de la bonne posture. Imaginez un joueur de basket de bon niveau pendant un match : lorsqu'il court, il garde toujours la capacité de résister aux efforts de ses adversaires visant à l'arrêter, le pousser ou le renverser. En effet, la mobilité du joueur n'existe que grâce à une profonde stabilité, qui lui donne aussi une grande capacité de résister à toute pression ou force

---

2. Heinrich Neuhaus : *L'Art du piano,* traduit du russe par Olga Pavlov et Paul Kalinine (Editions Van de Velde, Fondettes, 1971), p. 104.

qui agit sur son corps. La bonne posture implique donc la mobilité (latente ou réalisée) et la résistance (latente ou réalisée).

Je suis debout à côté de vous. Tout d'un coup vous vous appuyez sur moi, peut-être parce que vous avez perdu votre équilibre à cause d'un faux pas. Je suis capable de recevoir le poids de votre corps sans perdre mon propre équilibre, aussi lourdement ou soudainement que vous vous appuyiez sur moi. Puisque je m'utilise correctement, je suis constamment capable de résister à toute force qui agit sur mon corps ; autrement dit, j'ai une résistance latente. Lorsque vous vous appuyez sur moi, cette capacité de résistance – opérationnelle à tout moment – se réalise. J'en ai besoin pour ouvrir une porte lourde, pour porter un sac à dos ou un grand poids dans mes bras, pour donner un coup de tête à un ballon de foot. En fait, il y a peu d'activités dans la vie courante, le travail, le sport, les jeux et dans le repos où une telle capacité de résistance n'est pas absolument nécessaire.

3. Posture et usage de soi

La notion « alexanderienne » d'« usage de soi » inclut la posture tout en allant au-delà de la posture. Nous savons tous et toutes que la langue donne une forme à la pensée de même que la pensée donne une forme à la langue : la façon dont vous pensez, agissez et parlez démontre leur influence mutuelle. Or, puisque vous risquez de penser à des positions rigides de votre corps lorsque vous pensez à la posture, il pourrait vous être utile de parler non pas d'une bonne posture, mais d'un bon usage de soi ; non pas de la façon dont vous utilisez votre corps, mais de la façon dont vous *vous* utilisez.

Il est possible pour quelqu'un d'avoir une mauvaise posture dans la conception courante de posture, et d'avoir pourtant un bon usage de soi dans la conception d'Alexander. Par naissance ou à cause d'un accident, quelqu'un peut avoir le dos courbé ou asymétrique ; néanmoins, s'il dirige ses énergies d'une façon intelligente, sa santé sera supérieure à celle de quelqu'un d'autre dont le dos semble être droit et symétrique (caractéristiques d'une soi-disant bonne posture) et dont les énergies sont néanmoins mal dirigées. Plusieurs danseurs professionnels donnent l'impression d'avoir une bonne posture. Une fois que vous deviendrez conscient des principes de la technique Alexander, vous vous rendrez compte que souvent un danseur s'utilise plutôt mal, sur scène ainsi qu'en dehors la scène. S'il est souhaitable d'abandonner la notion de posture, il devient également souhaitable d'abandonner tout préjugé sur le danseur en tant que modèle. Notons que des danseurs de haut niveau ont souvent de graves problèmes de santé, dont les séquelles les accompagnent jusqu'à la fin de leur vie. (Il va sans dire que certains danseurs, bien que rares, s'utilisent d'une façon impressionnante ; Fred Astaire en est un exemple parfait.)

Il est possible d'avoir une bonne posture et de se comporter d'une façon très peu intelligente. Tout « alexanderien » sérieux devrait considérer qu'une personne caractérisée par une telle contradiction a un mauvais usage de soi. En voici une illustration :

Imaginez une table ronde autour de laquelle six ou huit personnes discutent de politique. L'un des participants reste calme ; assis dans son siège, il écoute tous les autres avec soin, réfléchit un moment avant de prononcer une opinion, demande la parole à la personne qui préside la réunion avant de parler, aborde le problème sans lever la voix et sans attaquer les autres, définit tous ses termes précisément et rend toutes ses suppositions explicites. Autrement dit, il se comporte d'une façon constructive et intelligente.

Un autre participant gigote pendant toute la réunion, parle avec ses voisins, coupe la parole quand quelqu'un d'autre est en train de parler, s'exprime sans logique ni élégance et se moque des personnes avec lesquelles il n'est pas d'accord.

Il se peut que notre premier participant ait le dos rond et les épaules asymétriques, étant ainsi un modèle de mauvaise posture, alors que le deuxième peut avoir le dos tout droit et les épaules symétriques, typiques de la bonne posture. Pourtant, on doit conclure que c'est le premier qui s'utilise bien, du point de vue de la technique Alexander. Lui, il inhibe toute réaction prématurée ou préjudiciable, en même temps qu'il dirige son être de façon coordonnée, alors que le second montre qu'il manque d'inhibition et de direction (inhibition et direction sont deux concepts de base de la technique Alexander dont je parlerai plus loin). Je me permets de réaffirmer un point axiomatique : vos pensées, paroles et actions constituent, toutes ensemble, l'usage que vous faites de vous-même, et cet usage comprend la posture tout en allant bien au-delà de la posture.

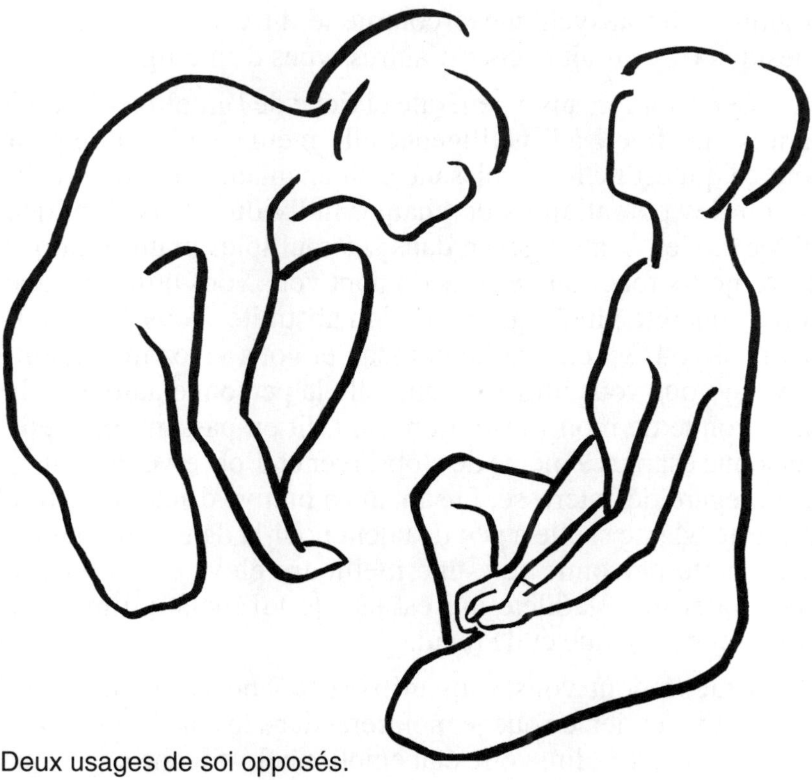

Deux usages de soi opposés.

4. L'intelligence

A partir de l'illustration précédente, nous pouvons tirer une conclusion sur la relation entre l'usage de soi, la posture et l'intelligence. L'intelligence est une faculté particulièrement difficile à définir. Pendant longtemps elle a été mise sur le même pied que la capacité intellectuelle mesurable par les tests de Q. I. Un concept plus récent, celui des « intelligences multiples », dont le premier avocat était Howard Gardner (professeur à l'Université de Harvard), commence à être largement accepté. Selon ce concept, Ludwig van Beethoven, Albert Einstein, Sigmund Freud et Isadora Duncan étaient tous les quatre extrêmement intelligents, représentant chacun le sommet d'un type spécifique d'intelligence : musicale, mathématique et logique, « intrapsychique » (comme le dit Gardner) et kinesthésique (il y aurait encore d'autres types d'intelligence).

Une définition aussi générale et riche de l'intelligence est à la fois plus fidèle à l'intelligence elle-même et plus utile pour tout ce qui est lié à la croissance, au changement et à la réalisation des potentialités de chaque individu. Dans l'optique d'Alexander, l'intelligence dans ses multiples manifestations est toujours fonction de la façon dont vous vous utilisez – une force concrète plutôt qu'une notion abstraite. Vous êtes intelligent si vous vivez intelligemment, et vous vivez intelligemment si vous vous utilisez bien, telle la personne autour de la table ronde de mon illustration. Soit dit en passant, une telle personne est plus à même de s'observer et d'observer les autres d'un regard désintéressé, faisant ainsi preuve d'une ouverture d'esprit. Même si elle a peu de talent pour la danse ou pour les jeux, cette personne sera une meilleure élève de technique Alexander que l'athlète qui est sûr de lui mais qui manque pourtant de retenue et de recul.

La façon dont vous vous utilisez touche votre état émotionnel tout entier, ce que je montrerai dans le chapitre v. Votre humeur – c'est-à-dire votre état émotionnel – touche à son tour votre intelligence. Vous vous êtes sans doute rendu compte que lorsque vous êtes de mauvaise humeur vous avez tendance à mal faire : vous brûlez le pain grillé, laissez tomber une assiette, vous vous coupez un doigt, ratez vos rendez-vous, dites une chose peu réfléchie que vous regrettez plus tard... Si vous « faites » tellement de choses stupides, c'est parce que vous « êtes devenu » stupide temporairement. Il est parfaitement logique que, si dans certaines conditions vous devenez stupide et faites des choses stupides, dans d'autres conditions vous pouvez « devenir » intelligent et faire des choses intelligentes.

Il se peut qu'en vous utilisant bien votre humeur reste médiocre au lieu de devenir excellente. Néanmoins, votre humeur se détériore inévitablement lorsque vous vous utilisez mal. Si la technique Alexander ne vous rend pas brillant, au moins elle vous aidera à faire moins de choses stupides. Le concept « alexanderien » d'inhibition, dont je parlerai, est la façon la plus efficace pour vous d'arrêter de faire tout ce qui est stupide, irraisonné et nuisible à votre bien-être et à celui d'autrui.

5. Tension et relaxation

Si nous pensons aux positions de notre corps, nous pensons forcément à la question de la tension et de la relaxation. Nous avons vu que les idées courantes sur la posture risquent de vous nuire lorsque vous essayez d'améliorer votre santé en cultivant une soi-disant bonne posture. Or, les idées courantes sur la tension et la relaxation, étroitement liées aux idées sur la posture, risquent, elles aussi, d'être dommageables.

« Je suis trop tendu, j'ai besoin de me détendre. » Vous vous êtes dit quelque chose dans ce genre assez souvent, ou l'avez entendu. Peut-être avez-vous repéré trop de tension chez un ami, que vous avez alors encouragé à se détendre. Dans tous les cas – que vous l'ayez dit ou entendu, que vous l'ayez dit de vous-même ou de quelqu'un d'autre – la plainte est assez courante pour que vous la compreniez et que vous partagiez cette compréhension avec beaucoup de monde.

Cette plainte, tellement simple et facile à saisir, laisse sous-entendues certaines suppositions qui sont à leur tour de véritables obstacles à toute recherche de santé et de bien-être. Première supposition : la tension serait toujours une force négative et nuisible. Deuxième supposition : la détente serait toujours une force positive et bénéfique. Troisième supposition : le remède pour la tension est la détente.

Imaginez un cheval et son cavalier, un homme qui pèse environ 70 kg. Malgré cette lourde charge posée sur son dos, le cheval arrive à courir de longues distances à grande vitesse, surmontant toutes sortes d'obstacles, franchissant d'un bond des larges fossés et des barrières hautes, en montant et en descendant les côtes d'une colline escarpée.

Imaginez maintenant un violon. Ses quatre cordes, rattachées d'un bout à des chevilles et de l'autre à un cordier, exercent une telle pression sur le chevalet de l'instrument qu'un homme serait rapidement étranglé si l'on appliquait cette force sur son cou. En plus de la tension des cordes, le violon subit la pression du bras du violoniste. Malgré cette double pression, le violon ne souffre d'aucun dégât et prospère, sain et sauf, depuis des siècles.

Imaginez cette fois un pont suspendu sur un grand fleuve. Chaque jour, des milliers de voitures, de camions et de bus l'empruntent. Le poids des véhicules qui se trouvent sur le pont à un moment donné est de plusieurs centaines ou milliers de tonnes. Cependant, le pont subit cette énorme pression sans que sa structure perde la moindre solidité.

Le cheval, le violon et le pont partagent plusieurs caractéristiques : ils peuvent tous les trois subir d'énormes pressions, ils sont tous les trois forts et durables. Même si le cavalier, le violoniste et l'ingénieur ont des critères différents, ils parleraient tous les trois de ce dont ils ont la charge comme étant

« sain » (un cheval sain, un violon sain, un pont sain) ou « malsain » selon le cas.

N'avez-vous jamais passé votre main le long de l'épine dorsale d'un chat ou d'un chien ? Quand vous pressez sur sa colonne vertébrale, au lieu de s'avachir sous votre toucher le chat rend sa colonne plus ferme, plus tonique, peut-être en la voûtant vers le haut ou simplement en restant debout – tranquille, solide, stable. Quand vous passez votre main le long de sa colonne, le chat se met à ronronner avec plaisir, et encore plus quand vous le faites avec force.

Stimulée de cette façon, la colonne vertébrale d'un chat ne fait pas preuve de détente, mais plutôt d'une bonne tension. En effet, ce qui donne au chat sa force, son agilité, sa souplesse, sa vitesse et sa santé globale n'est pas la détente de son corps, mais plutôt sa *juste tension* – juste au niveau de la qualité, de la quantité, de l'endroit et de la durée. La colonne du chat est tendue d'une bonne manière, aux endroits requis, ni trop rigide ni trop molle, et pendant le temps nécessaire pour subir la pression de votre main.

Le cheval adore son cavalier. Chaque jour, quand le cavalier ouvre les portes de l'écurie, le cheval se cabre simplement pour exprimer son excitation et sa joie puisqu'il va être monté – puisqu'il va subir d'énormes pressions sur son dos. Si vous désaccordiez un violon et le gardiez dans une armoire sans le toucher pendant quelques années, il perdrait sa capacité de vibrer et de répondre aux coups d'archet. Un violon – comme un être vivant, un pont ou un bâtiment – peut être « sain » ou « malade ». Il peut être également « heureux » ou « malheureux ». Les violons et les pianos, les chats, les chiens et les chevaux ne sont heureux que quand ils ont à l'intérieur toute *la tension nécessaire pour vibrer et pour vivre*. Ils deviennent plus heureux encore quand leur tension intérieure est sollicitée – c'est-à-dire rehaussée – par les stimulations extérieures. Comme un magnifique Stradivarius, comme un grand cheval de course, vous ne serez sain et heureux que quand vous aurez à l'intérieur de votre organisme la bonne tension, la tension nécessaire. Une fois cette tension établie, vous serez encore plus heureux – comme le piano, comme le cheval – lorsque vous aurez l'occasion de répondre à des stimulations qui sollicitent et rehaussent votre tension intérieure.

En lisant mes arguments sur la tension et la relaxation, vous auriez peut-être envie d'affirmer que vous trouvez les chats (ainsi que les chiens et les chevaux) parfaitement détendus. Si les humains doivent s'inspirer d'eux (je vous imagine raisonner), ils devraient imiter leur merveilleuse relaxation. Puisque le chat jouit de la vitalité et du support d'une colonne vertébrale très tonique, son cou, ses épaules et ses membres n'ont besoin que d'un minimum d'effort pour faire le travail qu'ils ont à faire. Si nous pouvions affaiblir artificiellement la colonne d'un chat, il serait alors obligé d'utiliser son cou, ses épaules et ses membres d'une façon beaucoup plus active, et avec beaucoup plus de tension. En effet, ses mouvements seraient dans ce cas similaires à ceux d'un être humain moyen : mal coordonnés, maladroits, peu efficaces et inélégants.

6. La juste tension

Quand nous parlons d'un excès de tension, nous devrions en principe parler de « mauvaise tension ». Il est vrai que le chat normal semble être détendu. Sa détente n'est pourtant qu'un effet secondaire de sa juste tension. La présence de la juste tension à l'intérieur de l'organisme crée la condition que nous appelons « détente ». L'absence de la tension appropriée crée la condition que nous appelons « excès de tension ».

Dans une situation récente – imaginons-le – vous vous êtes senti trop tendu : un après-midi au bureau, alors que votre patron était particulièrement exigeant et que vous étiez « stressé », une longue journée à faire des courses dans un grand magasin plein de monde, une séance de travail à l'ordinateur, un voyage en voiture, un dîner en famille… Même en lisant le livre qui est dans vos mains, assis dans un café, vous êtes mal à l'aise, distrait par des raideurs qui subsistent dans votre nuque.

Si jamais vous vous êtes trouvé dans une telle situation, et que vous avez diagnostiqué votre malaise comme étant le résultat de « trop de tension », vous avez probablement conclu que le remède qu'il vous fallait était « de la détente ». Lorsque vous travaillez, faites vos courses, jouez au tennis, roulez en voiture ou lisez un livre, vous faites travailler certaines parties de votre corps excessivement ou maladroitement – votre cou et vos épaules, par exemple. Vous avez raison de croire que ces parties de votre corps sont trop tendues. Pourtant, c'est parce que vous n'utilisez pas assez, ou pas assez bien, d'autres parties de votre corps – vos jambes et votre dos, par exemple – que vous êtes obligé de trop utiliser votre cou et vos épaules. C'est l'absence de la *juste* tension dans les parties appropriées du corps, de la *juste* intensité pendant *juste* le temps nécessaire, qui cause la présence d'une trop grande tension, ou plutôt d'une tension incorrecte dans d'autres parties du corps (cela serait arrivé au chat de notre expérience si nous lui avions affaibli la colonne). Si vous essayez de détendre votre cou et vos épaules sans avoir d'abord cultivé ailleurs dans votre corps les tensions nécessaires, vous risquez d'aggraver votre situation au lieu de l'améliorer.

Récapitulons rapidement :

La façon dont vous vous utilisez – l'usage que vous faites de vous-même – inclut la posture tout en allant au-delà de la posture. Votre posture est inséparable de votre attitude ; en effet, les deux sont synonymes. Il est possible pour vous de bien vous utiliser tout en donnant aux gens l'impression que votre posture est mauvaise. Inversement, l'apparence de bonne posture n'indique pas nécessairement un bon usage de soi.

Vous passez d'une posture à un mouvement, et du mouvement à la posture, et encore d'une posture à l'autre, avec une telle aisance qu'il serait impossible de dire où la posture s'arrête et où commence le mouvement. Une bonne position est celle que vous pouvez changer avec le maximum de vitesse et de facilité. A tout moment vous avez une mobilité latente ainsi qu'une capacité de résistance latente ; quand vous le souhaitez, vous activez l'une et l'autre, séparément ou ensemble.

Plutôt que de parler d'« excès de tension », il vaudrait mieux dire « mauvaise tension », mauvaise au niveau de la qualité, de l'intensité, de l'endroit et de la durée. La cause de la mauvaise tension est l'absence de la juste tension. La détente n'est qu'un effet secondaire de la juste tension. Etre intelligent veut dire vivre intelligemment, c'est-à-dire avoir un usage de soi intelligent.

CHAPITRE III

Inhibition et direction

1. Stimulus et réaction

Je donne un cours de technique Alexander à mon élève Estelle. Je lui demande de me regarder et, prenant trois balles de jonglerie dans mes mains, je me mets à jongler pendant dix ou quinze secondes. Sans lui expliquer comment faire, je lui passe les balles et lui demande d'essayer de jongler.

« Je ne peux pas, me répond-elle tout de suite. Je ne suis pas douée pour ce genre de chose. » Son comportement et le ton de sa voix rendent évident qu'elle a une franche terreur de la jonglerie ou, plus exactement, de l'idée d'essayer de jongler. Pourtant, Estelle est une chanteuse professionnelle, capable d'exécuter des morceaux complexes devant un public exigeant. Dans sa vie quotidienne, elle conduit sa voiture sans crainte, même lorsque la circulation est très dense, tout en parlant avec un passager ou en s'occupant de ses enfants. Elle trouve également facile de rouler en vélo tout en portant ses courses. Dans son grand jardin de campagne, elle passe des heures penchée dans des positions presque acrobatiques. Bref, à tout moment Estelle fait preuve d'une excellente capacité psychomotrice. Pourquoi se sent-elle donc tellement incapable d'exécuter les simples gestes que requiert la jonglerie ? Pourquoi s'exprime-t-elle avec tant d'incertitude et d'anxiété ?

La plupart d'entre nous se jugent tout le temps. En plus, nous nous croyons aussi constamment jugés par les autres, peut-être sans en avoir conscience. Considérez pourtant la réflexion suivante : si vous vous inquiétez en permanence du jugement qu'autrui porte sur vous, pensez qu'autrui est lui-même bien trop préoccupé par ces jugements imaginaires pour passer son temps à vous juger. Autrement dit, les autres ne vous jugent pas autant que vous le craignez ; ils sont en fait trop occupés à craindre votre jugement sur eux ! Croire que les autres vous jugent et craindre leurs jugements sont deux symptômes d'un égocentrisme malsain. En conclusion, la peur qu'Estelle exprime, inconsciemment, d'être jugée par moi lorsqu'elle essaye de jongler n'est absolument pas justifiée.

En effet, je ne juge pas Estelle ; je l'observe. Il est vrai qu'en l'observant jongler je pourrais facilement tirer certaines conclusions sur l'ensemble de ses comportements, voire sur toute son existence, puisque la jonglerie est une sorte de métaphore pour la vie (ce qui deviendra plus clair dans ce chapitre). Mais même dans ce cas, Estelle ne serait pas justifiée dans sa peur de jongler et d'être jugée en jonglant, car je la connais très bien et exprime assez souvent mon appréciation sur toutes ses qualités humaines. En tant que son professeur, je lui parle toujours avec respect et affection ; elle sait que je suis *pour* elle, et non pas *contre* elle. Peu importe ; malgré tous les arguments rationnels qu'on pourrait présenter dans cette situation, Estelle a peur de jongler parce qu'elle a peur d'être jugée.

Estelle est inquiète pour une autre raison : elle a peur de l'échec. En fait, elle est entièrement convaincue qu'elle va subir un échec en jonglant ; elle est convaincue d'un fait qui n'a pas eu lieu, puisqu'elle déclare son incapacité avant même d'essayer de jongler. Dans un certain sens, nous pourrions dire qu'elle « veut » échouer. Enfant puis adolescent, j'étais extrêmement maladroit et sédentaire, et je n'ai appris à faire du vélo qu'à l'âge adulte, au moment où je prenais mes premiers cours de technique Alexander. Après avoir reçu une petite leçon de cyclisme de ma copine, je suis allé pratiquer dans un square du quartier. Je roulais – peut-être devrais-je dire je tanguais – autour du square jusqu'au moment où j'ai décidé de le traverser au lieu d'en faire le tour. Au beau milieu du square il y avait un petit arbre. En le voyant de loin, j'ai commencé à m'inquiéter et à craindre de m'écraser contre lui, malgré tout l'espace vide autour. Je me suis entendu dire à moi-même, dans ma tête : « Je vais m'écraser ! Je vais m'écraser ! » C'était l'expression de ma peur de m'écraser, mais si vous examinez mes mots soigneusement, vous comprendrez que j'étais absolument déterminé à m'écraser sur l'arbre, ce que j'ai d'ailleurs fait, inévitablement. Je voulais échouer, tout simplement.

Estelle est inquiète pour une troisième raison : elle a peur de l'inconnu. Elle n'a jamais jonglé de sa vie et en ignore naturellement les mécanismes. D'autres situations déclenchent en elle une inquiétude semblable : se trouver dans un groupe de personnes qu'elle ne connaît pas, être malade sans en comprendre le diagnostic, déménager. Face à la jonglerie pour la première fois, Estelle n'a pas précisément peur de jongler : elle craint quelque chose qu'elle n'a jamais rencontré. Alexander aimait dire qu'au cœur même de sa technique se trouvait le voyage que l'élève doit faire du connu vers l'inconnu, le connu étant faux et l'inconnu juste.

Puisqu'elle craint l'inconnu et qu'elle a peur d'être jugée et peur d'échouer, Estelle se coince en jonglant ou, ce qui est plus frappant encore, avant même de jongler : elle se coince en *pensant* à jongler. En fait, à cause de son habitude de foncer droit au but, Estelle a mal compris le but même de l'exercice. Les mouvements de base de la jonglerie sont très simples. Le nombre de choses que vous pouvez faire avec une balle est plutôt limité : vous pouvez la tenir dans une main, la lancer en l'air vers le haut ou vers le côté, la rattraper avec l'une de vos mains (et vous n'en avez que deux), et pas grand-chose d'autre. Il est vrai qu'une fois que vous vous mettez à faire ces gestes avec trois balles en alternance, en séquence et en combinaison, les possibilités commencent à devenir plus importantes. Cependant, il est incontestable que les mouvements de base sont tous extrêmement simples. Au fur et à mesure que vous en combinez deux, trois et plus encore, l'activité qui en résulte devient complexe plutôt que compliquée : en essence, la jonglerie à un niveau avancé revêt la même simplicité que le premier jet. Si vous pouvez passer une balle d'une main à l'autre, vous pouvez jongler.

La jonglerie est donc simple et facile. Néanmoins, mon intention en présentant trois balles à Estelle au départ de sa leçon n'était pas de lui apprendre à jongler. Mais avant de déterminer le vrai but de l'exercice, regardons comment se comporte Estelle en jonglant.

2. Foncer droit au but

Je montre à Estelle les huit ou dix étapes qu'elle devra suivre pour apprendre à jongler avec trois balles en même temps :

1 : lancer une balle vers le haut sans essayer de la rattraper.

2 : lancer une balle d'une main vers le haut et la rattraper avec l'autre main.

3 : lancer une balle avec la main gauche ; lorsqu'elle arrive au point supérieur de l'arc qu'elle décrit en l'air, lancer une deuxième balle avec la main droite, sans essayer de rattraper aucune des balles.

4 : semblable au pas précédent, mais en essayant maintenant de rattraper la deuxième balle lancée.

De cette façon logique, progressive, raisonnable et facile à gérer, les étapes continuent à devenir de plus en plus complexes jusqu'à ce que vous vous trouviez en train de jongler.

Au stade le plus élémentaire, Estelle fait un mauvais usage d'elle-même en lançant une balle vers le haut : elle tire sa tête vers l'arrière et vers le bas, lève ses épaules et laisse son bassin basculer vers l'avant, tout en arrêtant de respirer. Il va sans dire qu'elle n'est pas consciente de ces problèmes. Elle ne s'occupe que de son but – lancer une balle – et néglige alors les moyens qu'elle utilise en le poursuivant, moyens qui, de manière idéale, devraient inclure la conscience de ce qu'elle fait.

Au fur et à mesure qu'elle progresse vers des phases plus complexes, l'usage qu'elle fait d'elle-même empire nettement. Rappelez-vous ma description des premières étapes : au départ, Estelle peut se permettre et doit se permettre de lancer des balles sans essayer de les rattraper. Or, Estelle trouve cela impossible ; elle est tellement déterminée à rattraper les balles qu'elle en oublie même souvent de les lancer !

Par son comportement, Estelle révèle à quel point elle fonce droit au but. En effet, elle a mal compris la nature même de la jonglerie car pour elle, ainsi que pour la majorité des élèves qui s'y essayent pour la première fois, jongler est synonyme de rattraper des balles. J'aime dire à mes élèves qu'on ne peut pas rattraper quelque chose qu'on n'a même pas lancé. Or, la définition qu'Estelle donne à la jonglerie l'empêche de bien jongler. Cela dit, son attitude la plus préjudiciable n'est pas celle qu'elle a vis-à-vis de la jonglerie : croyant que le but de l'exercice que je lui ai proposé était de bien jongler, Estelle a mal compris la nature même de la situation à laquelle elle est confrontée.

La jonglerie n'est qu'un piège, une ruse, un prétexte. L'objet de l'exercice est multiple. Voici une liste des raisons pour lesquelles j'ai demandé à Estelle de jongler, dans leur ordre d'importance :

1. Qu'elle devienne consciente de ses réactions.
2. Qu'elle devienne consciente de son habitude de foncer droit au but.
3. Qu'elle devienne consciente de son mauvais usage d'elle-même, ce dernier découlant de son habitude de foncer droit au but.
4. Qu'elle arrête de foncer droit au but…
5. … pour qu'elle arrête de mal s'utiliser.

6. Qu'elle apprenne à jongler.

Mais attention au point de base : si à la fin de l'exercice Estelle est toujours incapable de jongler, elle aura tout de même réussi l'épreuve, pourvu qu'elle ait pour autant *pris conscience de ce qu'elle fait.*

Il est des élèves comme Estelle qui passent de longues heures à essayer de jongler sans prêter la moindre attention aux moyens qu'ils utilisent. Ils se sont fait piéger. Si la seule préoccupation d'Estelle reste de « bien jongler » – le but présumé de l'exercice – elle va toujours négliger les doubles moyens grâce auxquels elle pourrait un jour apprendre à jongler. Ces moyens comprennent d'une part les étapes intermédiaires (telles que lancer une ou deux balles sans essayer de les rattraper) et, d'autre part, la conscience de l'usage qu'Estelle fait d'elle-même : la coordination globale de tout son être, ses attitudes, ses suppositions et ses préjugés, ses réactions et ses habitudes de pensée et de comportement.

En essayant de jongler, l'usage qu'Estelle fait d'elle-même est tout à fait remarquable. Je lui demande de laisser tomber les balles et elle continue à tenter de les rattraper, en tordant tout son corps. Je lui demande de ne pas ramasser les balles qui tombent par terre, proposant de les ramasser pour elle. Peu importe : elle se presse toujours de les ramasser dès qu'elles tombent. Je lui demande de faire une petite pause et de penser à la coordination de sa tête et de son cou avant de lancer ou de ramasser une balle. Même si je répète mes instructions avec insistance, Estelle « oublie » de s'arrêter, réagissant toujours trop vite et trop tôt. Quand une balle lui échappe, elle se fâche contre elle-même et s'exclame : « Non ! » Je lui souligne que son mécontentement est excessif par rapport à la situation ; après tout, il ne s'agit que d'un petit jeu. En plus, l'expression même de son exaspération – un geste brusque et incisif, la tête lancée avec trop de force vers l'arrière – fait partie intégrante de l'usage qu'elle fait d'elle-même et, par les tensions qu'elle engendre, rend encore plus difficile l'apprentissage de la jonglerie. (Dans ce cas, Estelle a au moins deux choix : ne pas se frustrer, ou ne pas exprimer sa frustration. L'un des deux choix est nettement supérieur à l'autre.)

L'empressement d'Estelle à lancer et à rattraper les balles « de la bonne façon » crée de telles tensions qu'elle devient incapable de bien lancer ses balles et de les rattraper avec aisance. Puisqu'elle fonce droit au but, elle s'utilise mal ; à son tour, son mauvais usage l'empêche d'atteindre le but désiré. Or, pour qu'Estelle puisse rattraper les balles, elle doit arrêter de s'empresser de les rattraper ; pour qu'elle apprenne à jongler, elle doit abandonner toute envie de jongler.

3. L'attention aux moyens

Je demande à Estelle de ralentir son travail et de répéter un petit geste plusieurs fois : passer une balle d'une main à l'autre, par exemple. De temps en temps, je l'empêche carrément d'en lancer une et lui demande simplement de m'écouter lorsque je lui explique quelque chose ou de me regarder lorsque je lui montre une technique quelconque. Je lui demande d'alterner ses efforts de jonglerie avec d'autres activités qu'elle maîtrise depuis toujours, pour qu'elle se rappelle qu'elle est une femme capable et douée. Je lui explique en la rassurant, maintes fois, qu'elle a tout le droit du monde de laisser tomber des balles sans s'inquiéter et sans se le reprocher. Je la persuade que je n'attends absolument pas qu'elle jongle ou qu'elle « réussisse ». Tout ce que l'exercice requiert, c'est qu'elle s'observe dans ce qu'elle fait. Estelle est tellement hypnotisée par son envie de bien faire qu'elle devient incapable de me parler, de me regarder et de m'écouter quand c'est moi qui parle. Je lui demande donc de me regarder et de me parler, de marcher ou de tourner sa tête en me parlant, pour la réveiller de son hypnose et afin qu'elle recouvre la raison. Je l'encourage à renoncer à ses angoisses et à ses préjugés sur la difficulté de la jonglerie et ses incapacités personnelles, l'aidant ainsi à penser plus clairement. Je lui fais entendre son propre discours – « Je ne peux pas » ou « Non ! » – et je lui demande de parler d'elle-même avec respect et affection, comme si elle parlait à un autre interlocuteur ou à elle-même. J'essaye de l'amuser et de la distraire de son envie de bien faire et de sa peur d'échouer. Nous nous parlons, nous blaguons et rions.

Je pose mes mains sur Estelle pendant qu'elle jongle, et je dirige son attention vers différentes parties de son corps : sa tête, son cou, son dos. J'utilise des mots ainsi que mes mains. Par cette méthode, je l'aide à associer certains mots avec certaines expériences physiques et avec les sensations proprioceptives que les expériences engendrent. Plus tard, les mots deviendront des aide-mémoire pour qu'Estelle se rappelle les expériences musculaires qu'elle a subies et senties sous mes mains :

« Laisse ton cou tranquille. »
« Dirige ta tête vers le haut et vers l'avant. »
« Laisse ton dos s'allonger et s'élargir. »
« Reste dans ton dos. »
« Va vers le haut, le long de ta colonne. »
« Détends tes épaules et laisse-les descendre et s'élargir. »
« Ne bascule pas ton bassin. »
« Utilise tes yeux… N'oublie pas de cligner. »
« Souviens-toi de respirer… Ne force pas ta respiration. »
« Fiche-toi la paix. »

Si Estelle s'efforce de traduire mes mots d'une façon trop musculaire ou mécanique, elle risque d'empirer l'usage qu'elle fait d'elle-même. Je lui dis : « Laisse ton cou tranquille » ; elle le raidit, peut-être en tournant sa tête dans l'effort de détendre son cou. Je lui suggère alors non pas de *faire,* mais de *penser* ou de *laisser faire.* Je lui explique que la majorité des directions que je lui ai données n'est pas des instructions pour qu'elle fasse quelque chose (telles que « Lève ton bras » ou « Rattrape une balle »), mais des ordres pour qu'elle cesse de faire quelque chose (« Détends tes épaules ») ou pour qu'elle s'empêche de faire quelque chose (« Ne contracte pas tes épaules »).

Au fur et à mesure que sa volonté s'éloigne de la jonglerie et se dirige vers l'usage qu'elle fait d'elle-même, Estelle subit une profonde transformation. Son angoisse se dissipe et elle commence à sourire puis à rire, même quand elle n'arrive pas à rattraper une balle. Son discours change aussi. Elle arrête de dire : « Je ne peux pas » ou « C'est impossible ». Elle cesse de se récriminer et de lancer des mots de frustration : au lieu de s'exclamer « Non ! » ou « Mince ! », elle dit : « Au revoir, petite balle », ou « Je m'amuse bien ».

Elle se désiste de rattraper les balles qui tombent trop loin pour être rattrapées ; elle n'essaye même plus de le faire. Elle arrête de tordre son corps et de se mettre dans des positions maladroites ; elle ne tire plus sa tête vers l'arrière et vers le bas, ne lève plus ses épaules, ne pousse plus son bassin vers l'avant. Elle se tient sans bouger, en gardant son corps stable mais non pas rigide, et utilise ses bras avec légèreté et élégance. En la regardant, on a l'impression qu'elle est en train de faire quelque chose à la fois simple, facile et agréable.

Estelle se surprend maintenant à rattraper des balles sans effort apparent de sa volonté consciente – les balles tombent dans ses mains et la jonglerie se fait d'elle-même, pour ainsi dire. Elle oublie toute notion de réussite et d'échec. Au lieu de se juger ou de craindre d'être jugée, elle s'observe en action et agit sans se préoccuper des résultats de ses actions.

En comparant Estelle telle qu'elle était au départ de sa leçon de technique Alexander et telle qu'elle est maintenant, nous pourrions conclure qu'elle est devenue une personne différente à part entière. Il est indéniable qu'elle utilise son corps d'une façon plus efficace, mais cela n'est que l'effet d'un changement dans sa pensée et dans sa volonté. Au départ, ses réactions à la situation que je lui avais présentée – l'invitation à jongler – étaient injustifiables et inadéquates. Ce qui devait n'être qu'un simple exercice psychomoteur était en fait un défi à tout son être, un défi menaçant et pénible. En se défaisant de ses premières impulsions, qui étaient automatiques et habituelles, ses réactions deviennent saines, raisonnables, constructives et pratiques.

4. Inhibition et direction

Nous sommes maintenant prêt à récapituler et à définir deux principes de base de la technique Alexander :

❒ Nous ne faisons pas un bon ou un mauvais usage de notre corps : nous faisons usage de nous-même. D'une part, nos pensées, suppositions, préjugés et croyances jouent tous un rôle dans la façon dont nous nous utilisons. L'usage qu'Estelle fait d'elle-même suscite des questions de volonté, de contrôle, d'autojugement, d'angoisse, de frustration et de colère. D'autre part, notre corps entier, de la tête aux pieds, participe pleinement à tout ce que nous faisons. Quand Estelle fonce droit au but, elle utilise mal sa tête, son cou, son dos, ses épaules, ses bras, son torse, son bassin, ses jambes et ses pieds, ainsi que ses yeux, ses mécanismes de respiration et bien d'autres choses encore. Inversement, quand Estelle fait attention aux moyens au lieu de foncer droit au but, elle fait un bon usage de toutes les parties de son corps.

❒ Nous faisons un mauvais usage de nous-même dans la plupart de nos activités, et nous n'en sommes pas conscient. Nous avons déjà considéré la relation entre la proprioception, l'usage de soi et l'habitude. Ajoutons encore un élément à cette équation : la volonté. Estelle est tellement hypnotisée par l'envie de bien faire qu'elle n'est pas consciente de ses comportements. Plus elle veut bien faire, moins elle est consciente et plus son usage empire ; plus son usage empire, moins elle en est consciente.

❒ Nous faisons un mauvais usage de nous-même pour bien des raisons différentes. Cependant, la raison la plus importante – celle dont les conséquences sont les plus concrètes – est l'habitude de foncer droit au but. En jonglant, Estelle s'utilise mal parce qu'elle s'investit directement et intensément dans un but à atteindre – rattraper des balles – au lieu de faire attention aux moyens grâce auxquels elle pourrait atteindre le but désiré.

❒ Pour qu'Estelle arrête de faire mauvais usage d'elle-même, elle n'a pas de choix : elle doit arrêter de foncer droit au but. Au processus de renoncer consciemment à foncer droit au but et à toutes les habitudes et réactions qui en sont la conséquence, Alexander a donné le nom d'*inhibition.*

❒ Consciemment ou inconsciemment, nous nous donnons des instructions et des ordres tout le temps. Quand je me disais : « Je vais m'écraser » en faisant du vélo, je me donnais alors un ordre pour agir d'une certaine façon, de même quand Estelle se dit : « Je ne peux pas » ou « Non ! ». Nous nous donnons également des ordres sans utiliser des mots.

❒ Les ordres que nous nous donnons ne sont que des messages de notre cerveau à nos muscles, à travers les nerfs. Nous nous donnons des ordres préjudiciables quand nous faisons mauvais usage de nous-même ; or, nous pouvons également nous donner des ordres pour inhiber la volonté de foncer droit au but, pour inhiber toute habitude et réaction préjudiciable et pour changer notre usage de nous-même. Choisir avec soin ces ordres, verbaux ou pas, nous aide à arrêter de trop faire, de faire trop tôt ou simplement de mal faire. A ces ordres – dont la fonction la plus importante est d'inhiber une action plutôt que de la provoquer – Alexander a donné le nom de *directions.*

❒ En inhibant l'habitude de foncer droit au but, nous avons l'impression que nous ne faisons rien du tout et que les choses se font d'elles-mêmes. Quand Estelle jongle sans foncer droit au but, elle a la sensation que les balles tombent dans ses mains sans effort de sa volonté consciente. Pourtant, Estelle fait énormément de choses lorsqu'elle inhibe, mais ce nouveau « faire » est très différent de ses actions musculaires habituelles. L'inhibition n'est pas synonyme de passivité ou de mollesse. Inhiber, c'est ne pas faire ce qui est superflu ou préjudiciable, se laissant ainsi libre de faire tout ce qui est nécessaire, raisonnable, bien mesuré et sain.

❒ Dans tout ce que nous faisons, nos réactions peuvent être raisonnables et saines, ou non raisonnables et malsaines. Autrement dit, nous pouvons foncer droit au but et mal diriger nos activités, faisant de cette façon un mauvais usage de nous-même ; ou nous pouvons inhiber nos réactions habituelles et bien diriger nos activités, faisant ainsi bon usage de nous-même. Ce n'est que grâce à l'inhibition et à la direction que nous pouvons entreprendre le passage du mauvais au bon usage de nous-même – le passage le plus important, le plus difficile et le plus merveilleux de notre vie. En inhibant, nous perdons la peur d'être jugé, la peur de l'échec et la crainte de tout ce qui est inconnu. L'inhibition et la direction sont deux facettes inséparables de la même capacité humaine. Elles sont la clef de la technique Alexander – de fait, la clef de la santé et du bien-être.

CHAPITRE IV

La leçon

1. L'essence d'une leçon

Comme dans toute autre activité humaine, il est difficile, voire impossible, de séparer les principes préconisés par un professionnel de sa personnalité, de son tempérament, de sa formation et de beaucoup d'autres facteurs. Autrement dit, un ensemble de principes ne peut être apprécié qu'à partir de la façon dont le professionnel les met en pratique. Nous pourrions dire qu'il n'y a eu qu'un seul professeur de technique Alexander : F. M. Alexander lui-même. Il a formé plusieurs hommes et femmes qui avaient chacun et chacune leur propre vision de son travail. Ils ont à leur tour formé d'autres professeurs, des gens qui eux aussi ont imprégné la technique de leur propre individualité. Il est donc évident qu'il n'existe pas qu'une seule façon d'enseigner les principes d'Alexander.

Dans ce chapitre, je décrirai ce que je considère être la logique de base du travail d'un professeur de technique Alexander. Si vous vous trouvez face à un professeur dont les méthodes ne correspondent pas à ma description, vous aurez besoin de juger par vous-même des mérites et des insuffisances de son travail, en utilisant mes observations ainsi que votre propre sens critique. D'ailleurs, je suis sûr que vous utiliserez votre sens critique pour juger les mérites de *tout* ce que je vous dis !

L'observation la plus importante au sujet d'une leçon de technique Alexander – son esprit, plutôt que sa forme – est qu'il s'agit justement d'une *leçon* et non pas d'une séance de thérapie ou de guérison. Pendant une leçon, un *processus d'apprentissage* a lieu, quelle que soit la raison pour laquelle l'élève est allé voir le professeur : un problème respiratoire, de l'arthrose, des maux de tête, une déprime… **L'objectif du professeur de technique Alexander n'est pas de traiter ou de guérir un patient, mais plutôt d'enseigner à l'élève comment arrêter de foncer droit au but, comment arrêter de faire un mauvais usage de soi et comment diriger tout son organisme, en particulier son contrôle primaire.**

La technique a des effets thérapeutiques importants sur des troubles « physiques » ainsi que « mentaux ». Pourtant, ces effets ne sont que le résultat indirect de la capacité de l'élève d'**inhiber le mauvais usage qu'il fait habituellement de lui-même.** Lorsqu'ils essayent d'affecter directement un état pathologique quelconque, l'élève et le professeur risquent tous deux de foncer droit au but, négligeant ainsi les moyens qui permettent à une maladie de se transformer et de disparaître.

Dans un cours de technique Alexander, vous n'apprenez pas à faire la chose juste ; vous apprenez plutôt à *arrêter ce qui est faux.* Alexander aimait dire que si vous arrêtez le faux, le juste se fait de lui-même. Si votre maladie est causée par quelque chose que vous faites, vous ne pouvez vous guérir (ou vous faire guérir) qu'en arrêtant de faire la chose qui en est l'origine. Bref, à tout moment l'élève et le professeur doivent s'investir dans l'apprentissage sans se soucier de la guérison, qui doit se faire d'elle-même.

2. « Normal » et « naturel »

Les leçons couvrent deux grands aspects : l'activité et le repos. Il est possible de commencer une leçon avec l'un ou l'autre ; il n'est pas nécessaire que chaque leçon inclue les deux (je parle du repos à la fin du chapitre). Quand un professeur choisit une activité quelconque dans un cours, l'objectif n'est pas de maîtriser l'activité elle-même, mais de l'utiliser comme laboratoire d'apprentissage, de prise de conscience, de changement d'attitude, ainsi que je l'ai expliqué dans le chapitre précédent en prenant la jonglerie comme illustration.

Dans un cours de technique Alexander, le professeur présente à l'élève un stimulus quelconque, généralement parlant une directive de nature psychomotrice : s'asseoir, se lever, se pencher vers l'avant ou vers l'arrière, tourner la tête, dire une voyelle ou un mot, marcher, jongler... La réaction de l'élève à un tel stimulus permet au professeur d'analyser sa coordination, ses attitudes, ses préjugés, ses habitudes, ses croyances. Il y a tout un éventail de réactions possibles à chaque stimulus, mais nous pourrions classer la majorité des réactions comme étant « normales » ou « naturelles ».

Il serait bien utile de définir ces deux termes. De fait, toute discussion sur n'importe quel sujet devrait commencer par une définition des termes utilisés ; beaucoup trop souvent nous faisons usage de tel ou tel mot sans supposer que nos interlocuteurs puissent utiliser le même mot dans un sens entièrement distinct. « Normal » peut signifier deux choses différentes : selon une moyenne et selon un modèle.

« Naturel » peut signifier au moins trois choses différentes :
- habituel, sans préméditation ;
- éloigné de la civilisation ou non touché par elle ;
- et selon les lois de la nature, intrinsèquement correct.

Pour la présente discussion, choisissons de définir une réaction « normale » comme correspondant à la moyenne – autrement dit, à ce que fait tout le monde habituellement – et une réaction « naturelle » comme correspondant aux lois de la nature – autrement dit, à ce que tout le monde devrait faire dans les meilleures conditions, de manière idéale.

Si donc je vous donne un stimulus quelconque, vous pouvez y réagir *normalement* (comme vous l'avez toujours fait, et comme tout le monde le ferait habituellement) ou *naturellement* (d'une manière parfaitement adaptée à la situation en question). Imaginons que je vous demande de jongler. Si vous êtes comme la plupart des gens, cela vous énervera et vous angoissera, compliquant ainsi une situation au départ assez simple. Vous ferez alors un mauvais usage de vous-même et échouerez lamentablement dans vos efforts de jonglerie. Cela est tout à fait « normal », mais absolument pas « naturel ». Ma responsabilité, en tant que professeur de technique Alexander, est de vous aider à arrêter de réagir *normalement* pour que vous puissiez réagir *naturellement* au défi de la jonglerie. De cette manière vous pourrez apprendre à jongler facilement et avec plaisir ; de fait, dans ce cas vous pourrez même vous amuser en jonglant plutôt maladroitement.

Dans la jonglerie, la distinction entre ce qui est normal et ce qui est naturel est assez facile à apprécier pour la plupart des élèves. Ils ne se rendent pas pour autant compte que la même distinction existe dans chaque situation, réaction, pensée et geste, y compris dans les actes les plus anodins de la vie quotidienne. A la limite, il n'est pas vraiment nécessaire pour un professeur de soumettre ses élèves à des défis psychomoteurs importants pour qu'ils apprennent la distinction entre ce qui est normal et ce qui est naturel, ou pour qu'ils apprennent les principes de la technique Alexander. Le processus d'apprentissage peut se faire entièrement à l'aide du simple geste de s'asseoir et de se lever, pourvu que l'élève comprenne qu'il n'est pas en train de s'entraîner à s'asseoir et à se lever de la bonne façon. Le geste en soi n'est pas un but mais un moyen : le passage du normal vers le naturel dans tout ce que l'élève fait, sans exception.

Il existe encore des réactions « anormales ». Mettez votre tête dans une position nettement fausse, par exemple lourdement tirée vers l'arrière et vers le bas, en raccourcissant votre cou. Il s'agit là d'une position « anormale », hors de toute moyenne et de tout modèle. Maintenant, tout en gardant votre tête dans cette position, prononcez une phrase quelconque. Sans doute serez-vous frappé par l'étrange qualité de votre voix. Remettez votre tête dans une position normale et répétez la même phrase. Déjà, l'usage que vous faites de votre voix s'améliore sensiblement. Vous pouvez alors supposer qu'il existe une position « naturelle », supérieure à la position « normale », dans laquelle l'usage de votre voix serait encore plus libre et plus sain. Il est relativement facile de passer de l'anormal au normal. Le passage du normal au naturel est plus difficile – premièrement à cause de la fausse perception sensorielle, deuxièmement parce qu'un tel passage se fait non pas grâce à ce que vous faites, mais grâce à *ce que vous arrêtez de faire*. L'existence de réactions anormales, en plus des réactions normales et naturelles, ne nous concerne pas trop, puisque c'est bien ce subtil et délicat non-faire qui est au cœur d'une leçon de technique Alexander. D'ailleurs, la maîtrise du passage entre le normal et le naturel vous donnera tous les moyens nécessaires pour passer aisément de l'anormal au normal.

3. Stimulus et réaction

Tous les jours, toute la journée vous réagissez constamment à toutes sortes de stimuli : sensoriels, intellectuels, émotionnels. Vous réagissez à d'autres personnes, à des situations, à des envies et à des peurs. Vous le faites consciemment ou inconsciemment. Vous le faites d'une manière saine ou malsaine. Peu importe : vous réagissez sans arrêt, et à chaque moment vous réagissez avec votre être à part entière.

En fait, l'usage de soi n'est que la façon dont chacun réagit à chaque situation. C'est sur cette simple observation que se bâtit tout le travail pratique d'un professeur de technique Alexander. Pendant un cours, le professeur se sert de plusieurs moyens pour faire réagir son élève, mettant ainsi en route le double processus d'inhibition et de direction.

Chaque professeur a son style individuel, ses habitudes et ses astuces. L'existence de certaines procédures traditionnelles n'implique absolument pas qu'un professeur doive travailler en suivant des formules ou des recettes (je passe en revue les procédures créées par Alexander à la fin du chapitre). Il est même possible d'apprendre tous les principes de la technique sans avoir recours aux procédures traditionnelles, aussi utiles soient-elles.

La logique du travail est assez simple. Comme je l'ai déjà noté, dans chaque situation vous réagissez avec tout votre être ; vos réactions peuvent être « normales » ou « naturelles ». En réagissant « normalement », vous faites comme tout le monde, selon l'habitude, avec peu de conscience et de contrôle de vous-même, avec trop de hâte et d'effort, sans élégance ni efficacité, d'une façon qui vous est coûteuse, voire nuisible (à cause de la fausse perception sensorielle, il est bien possible que vous n'ayez aucune conscience de tout cela). En réagissant « naturellement », vous faites selon les lois de la nature, d'une façon idéale, avec au moins un point de conscience et de contrôle, aidé à la fois par le raisonnement et par l'intuition, d'une manière juste, légère et puissante.

Le travail du professeur consiste alors à vous faire réagir à différents stimuli, et à vous aider à rendre vos réactions aussi naturelles que possible. Afin d'illustrer cet important principe encore une fois, voici un exercice que j'utilise régulièrement dans ma pratique.

Nous sommes tous deux debout. Je me mets devant vous, tout en plaçant mes mains sur vos épaules, et je vous incline vers l'avant – autrement dit vers moi. Votre attitude révélera alors forcément tout un éventail de réactions. Vous réagissez à la situation elle-même, à mon regard et à mes mots, à mon toucher sur vos épaules et – ce qui est le plus important – au mouvement de votre corps vers moi. En vous basculant vers l'avant, je vous fais perdre votre équilibre. Plus précisément, je vous mets dans une position où vous vous croyez en déséquilibre ; en fait, puisque je vous tiens, vous êtes parfaitement équilibré. En plus, j'utilise mes jambes et mon dos – en fait, mon corps entier – d'une façon tellement tonique qu'il est très facile pour moi de vous tenir sans effort et sans risque de me faire mal ou de vous laisser tomber.

Pourtant, la sensation de déséquilibre, la peur de tomber, la peur de ne pas dominer la situation, le manque de confiance en moi qui suis devant vous, tout cela va vous pousser à contracter votre corps entier, en jetant votre tête vers l'arrière, en montant vos épaules, en voûtant votre dos. En plus, vous arrêtez de respirer, et peut-être risquez-vous même de pousser un cri involontaire. Cette réaction de peur et de contraction est tout à fait normale ; elle correspond à d'autres réactions habituelles pour vous. Elle est également normale dans le sens où dix-neuf personnes sur vingt réagissent de la même manière. Une « norme », dans ce contexte, n'est qu'une moyenne.

Malgré l'apparente normalité de votre réaction, elle n'est pas pour autant naturelle. Par définition, tout ce qui est naturel est idéal. Or, la peur de tomber et la contraction de votre corps que cette peur engendre ne sont pas idéales. La peur et la contraction elles-mêmes ne sont justifiées ni l'une ni l'autre, puisque je vous tiens et ne vous laisse pas tomber. En vous rassurant verbalement, en vous aidant à ressentir les contractions partout dans votre corps, en vous donnant différentes démonstrations et explications, en faisant l'exercice et ses variations à plusieurs reprises, j'arrive peu à peu à vous aider à changer votre réaction. Alors vos épaules se baissent et se détendent, votre tête se redresse, vous respirez librement et devenez à la fois tonique et léger. Puisque vous acceptez finalement que vous n'avez rien à craindre, vous réagissez différemment, sans peur et sans tension. Votre réaction devient celle que la situation mérite : alors vous réagissez naturellement.

Au départ, vous croirez vraisemblablement que votre première réaction (que nous avons appelée normale) est la seule possible dans la situation où vous vous trouvez. La peur de tomber est bien réelle : si jamais vous tombiez, vous risqueriez de vous faire très mal. Vous vous contractez intuitivement, pour mieux vous protéger d'une chute dangereuse. Votre réaction vous semble donc à la fois nécessaire et inévitable, et vous serez tenté de dire que la situation *cause* votre réaction.

Pourtant, nous avons déjà conclu que la situation n'est pas du tout dangereuse puisque je vous tiens assez fermement. La peur de tomber ne se justifiant absolument pas, les multiples contractions de votre corps ne se justifient pas non plus. Allons plus loin encore dans notre raisonnement. Tout enfant tombe régulièrement, et souvent sans se faire le moindre mal, de même que les danseurs, les clowns, les pratiquants d'arts martiaux et les athlètes, ainsi que les animaux domestiques et sauvages. Prenez un chaton dans vos mains et jetez-le dans l'air : quoique surpris ou agité, il retrouve vite son équilibre et tombe, même d'une hauteur considérable, léger comme une plume. Dans la situation où je vous ai mis, vous ne risquez rien, même si je vous laisse tomber – pourvu que vous sachiez tomber intelligemment, comme le chaton, l'enfant, le clown et tant d'autres. Votre première réaction à mon geste est donc doublement injustifiée : d'abord parce que vous êtes parfaitement équilibré dans mes mains, et ensuite parce que tomber pourrait et même devrait être source de plaisir et non pas de peur.

Un jour d'hiver, en sortant du musée Van Gogh à Amsterdam, j'ai glissé par accident sur le trottoir verglacé et je suis tombé sur mes fesses. La chute m'a pris par surprise ; elle ne m'a semblé durer qu'une fraction de seconde. Je n'ai pas eu le temps de choisir longuement ma réaction, et pourtant j'ai réagi d'une façon entièrement naturelle. En fait, je n'ai pas eu la sensation de chuter, mais plutôt de m'envoler, de tomber vers le haut. L'expérience a été très agréable et amusante, et le souvenir de ce moment magique m'a fait sourire toute la journée. Il va sans dire que je n'ai rien eu.

En vous soumettant à cette situation où vous croyez perdre votre équilibre, je travaille avec vous sur plusieurs aspects de votre être. D'abord nous cherchons à éliminer une peur entièrement injustifiée, celle de tomber quand, en fait, vous êtes parfaitement équilibré. Ensuite, nous cherchons à vous donner les moyens nécessaires pour que vous réagissiez autrement à la peur, une peur potentiellement – mais non pas nécessairement – justifiable : celle de tomber maladroitement et de vous faire mal. Or, lorsque votre coordination globale deviendra naturelle plutôt que normale, vous apprendrez à tomber vers le haut, comme un chaton ou un enfant, et vous ne craindrez plus les chutes. De toute façon, en perdant la peur de chuter, ou plus précisément la peur de vous faire mal, vous aurez moins d'accidents et, dans l'éventualité d'un accident, moins de blessures et de fractures.

La leçon la plus utile que vous tirerez d'une telle expérience est que vous avez, dans toute situation, tout un éventail de réactions possibles. Alors vous cesserez de croire que telle ou telle situation, ou personne, cause telle ou telle réaction de votre part, et vous deviendrez maître de la situation et non plus son esclave.

4. La logique d'une leçon

Le choix des activités utilisées dans un cours de technique Alexander n'est limité que par l'imagination du professeur et par les circonstances physiques de la leçon. Des professeurs se sont servis dans leur pédagogie de la marche à quatre pattes, de l'équitation, de l'écriture, de la dactylographie, de la parole et du chant, des arts martiaux, des jeux de théâtre, et nombre d'autres activités. L'important n'est pas l'activité en soi, mais la façon dont elle est présentée et gérée par le professeur. Voici quelques observations pertinentes :

1) La plupart du temps, il y a un décalage entre ce que vous *êtes* en train de faire et ce que vous *croyez être* en train de faire. Il s'agit du phénomène de la fausse perception sensorielle, que nous avons examinée ailleurs. En posant mes mains sur vous de différentes façons (je les décris plus bas), je peux vous aider à diminuer ou éliminer ce décalage. Inévitablement,

une telle méthode de travail est peu adaptée au travail en groupe. La meilleure façon d'enseigner la technique Alexander est donc individuellement, et avec l'aide d'activités facilement contrôlées et altérées par les mains du professeur.

2) Lorsque vous avez beaucoup investi, personnellement et professionnellement, dans un domaine quelconque de votre vie, vos habitudes dans tel domaine sont assez difficiles à changer. Si vous êtes musicien, par exemple, et que vous avez pratiqué le piano pendant des heures et des heures sur de longues années, il vous sera plus facile de faire vos premiers pas en technique Alexander par le biais d'une activité sans lien avec le piano. L'idéal serait que les cours évoluent du général vers le particulier, dans un ordre croissant de complexité. L'examen des gestes anodins de la vie quotidienne, par exemple, devrait précéder l'apprentissage de nouvelles aptitudes. Autrement dit, d'une part se lever et s'asseoir sont plus utiles au départ que la jonglerie, et d'autre part la connaissance des principes de base de la technique devrait précéder leur application à des activités spécifiques telles que le jeu du piano.

Il est possible, pour un élève ingénieux et discipliné, d'appliquer la technique Alexander à toutes ses activités dès son premier cours, mais personne ne doit sous-estimer les difficultés d'une telle approche.

3) Les changements de vos réactions – de ce qui est normal vers ce qui est naturel – ont lieu grâce au double processus d'inhibition et de direction. L'utilité d'une activité quelconque dans l'apprentissage de la technique Alexander est directement proportionnelle au nombre d'occasions que l'activité en question présente pour que vous inhibiez et dirigiez. Selon ce critère, la jonglerie est extraordinairement utile, comme nous l'avons vu précédemment. Cela dit, la stimulation de la vie ne s'arrête jamais, et les possibilités d'inhibition ne s'arrêtent jamais non plus. Le professeur peut vous présenter toute une succession de stimuli : asseyez-vous, levez-vous, penchez-vous vers l'avant, tournez votre tête, ouvrez votre bouche, dites

un mot… Chaque stimulus requiert inhibition et direction de votre part. Vous comprendrez vite que la vie elle-même vous invite à inhiber et à diriger tout le temps, dans n'importe quelle situation, au cours de n'importe quelle activité.

5. Un aspect de l'inhibition

Il y a un élément de temps ou de rythme qui caractérise l'inhibition sans pour autant la définir. Autrement dit, il ne vous suffit pas de suspendre une action quelconque pendant un petit moment, pour l'achever ultérieurement de votre façon habituelle. Vous n'aurez pas alors changé votre réaction, mais l'aurez simplement retardée. Il est nécessaire d'aller plus loin encore, et de transformer non pas le rythme ou la vitesse d'un geste, mais le désir même qui l'anime.

Je place mes mains autour de votre tête et de votre cou, et je vous dis : « Laissez-moi tourner votre tête. » Il est fort probable que vous tournerez immédiatement votre tête vous-même ; de fait, le débutant réagit souvent de cette manière. Dans un tel cas, je vous demanderai de ne pas réagir aussi vite que ça, et je répéterai ma directive : « Laissez-moi tourner votre tête. » Vous avez alors trois possibilités : m'empêcher de tourner votre tête en bloquant votre cou ; tourner votre tête vous-même comme vous l'avez fait tout à l'heure ; ou me laisser tourner votre tête, en laissant votre cou tranquille. Or, si vous tournez toujours votre tête vous-même, vous n'avez pas pratiqué l'inhibition ; vous avez simplement retardé votre réaction habituelle. Si vous m'empêchez de tourner votre tête en bloquant votre cou, vous avez en fait changé votre réaction habituelle, sans pour autant inhiber votre désir de trop faire ou de contrôler. Ce n'est qu'en me laissant tourner votre tête aisément que vous aurez vraiment inhibé votre réaction et dirigé la coordination de votre organisme. En agissant de cette manière, vous aurez attendu avant de réagir, et vous aurez réagi non pas en faisant ou en bloquant (deux attitudes « normales »), mais en *laissant faire* (une attitude « naturelle »). L'inhibition est donc attente et renonciation à la fois.

6. Les raisons d'être du toucher

Le professeur de technique Alexander touche ses élèves pour quatre raisons différentes, mais étroitement liées :

1. Le toucher est une excellente façon d'analyser l'usage que quelqu'un fait de lui-même. L'observation visuelle est une bonne source d'information pour le professeur. Pourtant, il y a des aspects de l'usage d'un élève qui sont cachés aux yeux du professeur mais révélés à ses mains.

2. Avec l'aide de ses mains, le professeur peut empêcher l'élève de faire certaines choses. Par exemple, en tenant votre tête dans mes mains lorsque vous vous asseyez ou vous levez, je peux vous empêcher de raccourcir votre nuque et votre colonne vertébrale, ce que vous faites habituellement en tirant votre tête vers l'arrière et vers le bas.

3. En même temps que le professeur empêche l'élève de faire certaines choses, il l'encourage à s'utiliser de différentes façons inhabituelles. J'ai décrit plus haut comment je déséquilibre un élève en me plaçant devant lui, mes mains sur ses épaules et en le basculant vers moi. La position de mes mains et l'utilisation que j'en fais me permettent de tourner les épaules de mon élève vers l'extérieur, stimulant l'élève à laisser élargir ses épaules au lieu de les faire rétrécir.

Quelques rares professeurs soutiennent qu'il est préférable de guider les élèves verbalement, sans les toucher, en prétendant que les professeurs devraient laisser les élèves aller à la rencontre de certaines expériences (en refaisant ainsi le voyage qu'Alexander a fait lui-même), au lieu de leur *faire subir* ces expériences. Il est également des élèves qui, pour telle ou telle raison, n'aiment pas être touchés. Une question se pose alors : serait-il possible pour quelqu'un d'apprendre les principes et les procédures de la technique Alexander sans l'intervention des mains d'un professeur ?

Pablo Casals, grand violoncelliste, aimait dire que « si la pensée est juste, tout va ». Le but ultime de la technique Alexander est de changer votre façon de penser. Après tout, c'est bien un changement d'attitude et de perception de soi qui entraîne des changements d'habitude, de posture et de mouvement. Or, il devrait être possible pour vous d'apprendre ces nouvelles habitudes en passant non pas par le toucher, mais par la pensée. Possible, mais *extrêmement difficile,* vu le décalage constant entre ce que nous faisons et ce que nous croyons faire. Le toucher du professeur permet à l'élève d'éliminer ce décalage et, par conséquent, de passer par des expériences nouvelles et de sentir sans confusion les sensations que ces expériences éveillent.

4. La quatrième raison pour laquelle un professeur de technique Alexander utilise ses mains – et de loin la plus importante – est pour aider l'élève à *sentir* plus précisément ce qu'il fait, autrement dit pour surmonter les obstacles de la fausse perception sensorielle. Je note en passant que Geneviève, violoncelliste amateur et l'une de mes meilleures élèves, n'a presque jamais été touchée par moi ; néanmoins, je la considère experte en technique Alexander. Le violoncelle lui-même a pourtant joué un rôle fondamental dans nos cours ; nous l'avons utilisé sans cesse comme un véritable laboratoire de connaissance de soi, et il a été miroir, compagnon, guide, défi, source de problèmes et finalement de solutions. En plus, nous avons fait un travail suivi et rigoureux qui dure depuis déjà six ans. Or, tout élève aussi persévérant et discipliné que Geneviève pourrait apprendre la technique Alexander sans être touché par le professeur, pourvu qu'il fasse un travail de longue haleine, avec l'aide d'un outil aussi complet que le violoncelle et sous la supervision d'un professeur ayant une certaine perspicacité. Le cas de Geneviève n'est donc que l'exception qui confirme la règle.

Ces différentes fonctions des mains du professeur – analyser l'usage qu'un élève fait de lui-même, l'empêcher de faire certaines choses et l'encourager à en faire d'autres, tout en l'aidant à développer la conscience de ce qu'il fait – pourraient difficilement être complètement indépendantes les unes des autres. Imaginons que je place mes mains autour de votre cage thoracique, dans le but de mieux observer votre respiration. Dès le moment où je vous touche, votre attention se dirige vers votre respiration, qui ainsi se transforme inévitablement – aussi neutre que soit mon toucher.

7. Les qualités du toucher

Le professeur utilise ses mains de diverses manières. En guidant l'élève pendant qu'il exécute un geste quelconque – se lever ou s'asseoir, par exemple – il aide l'élève à s'apercevoir de ce qu'il fait. Ses nouvelles perceptions, du coup plus précises, permettent à l'élève d'altérer et de contrôler ses gestes plus aisément. Le *guidage par le toucher* est l'un des piliers de la pédagogie « alexanderienne ».

Dans des conditions idéales, le professeur devrait toujours persuader – et non pas forcer – un élève à réagir de telle ou telle manière. Néanmoins, il est des occasions où l'élève résiste à tout changement. Peut-être a-t-il peur de l'inconnu ; peut-être est-il tellement accoutumé à foncer droit au but que sa proprioception est particulièrement déséquilibrée. En utilisant ses mains avec vitesse et insistance, le professeur peut dépasser les contrôles habituels d'un élève singulièrement obstiné, lui donnant ainsi une expérience inouïe, accompagnée par des sensations parfois très agréables, parfois plutôt inconfortables. Dans une telle situation, le toucher du professeur ne guide pas l'élève : il l'aiguillonne. Cela peut être extrêmement utile, mais seul un professeur très adroit est capable de le faire sans danger de faire empirer l'état de l'élève.

Bien que l'objectif de tout professeur ne soit pas de traiter une maladie ou de la guérir, mais plutôt d'enseigner un élève à inhiber et à diriger, le toucher d'un professeur peut avoir des propriétés étonnamment calmantes. Il se peut qu'un élève arrive chez le professeur souffrant d'un mal de tête ou d'une courbature quelconque, et le quitte totalement libre de toute douleur quelque quarante minutes plus tard. Cela confronte le professeur à certains dilemmes, que nous pouvons maintenant examiner.

8. Le « juste » et le « confortable »

Un élève qui se libère d'une douleur le long d'un cours de technique Alexander s'attend à subir des expériences semblables à chacun de ses cours. Néanmoins, un moment de liberté ne peut jamais être reproduit ; d'autres moments de liberté – même d'une liberté plus merveilleuse encore – peuvent vraisemblablement arriver, mais de manières impossibles à anticiper ou à contrôler. Le voyage d'un élève ne suit pratiquement jamais une ligne toute droite : il y a des déviations, des pas en arrière, des périodes de confusion et de frustration presque inévitables. D'ailleurs, la simple prise de conscience du mauvais usage qu'il fait de lui-même est parfois suffisante pour décourager quelqu'un.

Nous avons tous et toutes tendance à confondre la joie de découvrir quelque chose pour la première fois avec la chose elle-même. La première fois que vous vous trouvez tout étiré et élargi sur la table, vous éprouvez une délicieuse sensation physique et psychologique – une double excitation, d'un côté d'avoir fait une nouvelle découverte et, de l'autre, de vous trouver étiré et élargi. La fois suivante, l'expérience n'est plus une nouveauté et vous oubliez vite l'excitation que vous aviez sentie auparavant. Pourtant, l'étirement et l'élargissement de votre dos restent bien réels, même si l'expérience n'est plus enivrante.

L'objectif d'un professeur n'est pas de vous faire sentir bien ou à l'aise, mais plutôt de vous aider à arrêter ce qui est faux, pour que ce qui est juste se fasse de lui-même. Il est des fois où ce qui est juste est tout à fait agréable. D'autres fois, agir correctement face aux habitudes confortables de toute une vie requiert une volonté assez disciplinée, allant même à de véritables sacrifices. Avant de maîtriser la direction de base de la coordination « alexanderienne » – la « pensée vers le haut » – vous risquez de trouver les expériences que cette direction engendre inconfortables, voire douloureuses. En conclusion, le professeur et l'élève devraient tous deux considérer les moments de plaisir, de liberté, de soulagement et d'enivrement pendant un cours de technique Alexander avec gratitude et circonspection à la fois.

Puisque le professeur de technique Alexander utilise ses mains, ceux qui n'ont pas encore eu d'expérience pratique de cette technique ont tendance à la comparer à d'autres pratiques de manipulation telles que le massage ou l'ostéopathie. Il se peut qu'il y ait des points communs entre la technique Alexander et ces diverses disciplines, qui ont d'ailleurs leurs propres mérites. Pourtant, le toucher du professeur de technique Alexander a des caractéristiques particulières, résultat de tout un ensemble de buts et de méthodes de travail. Certaines de ces caractéristiques sont difficiles à décrire. A la limite, chacun doit vivre l'expérience d'être touché par un professeur avant de comprendre le sens de ce toucher. Après cette expérience, vous aurez alors à résister à une tentation dangereuse.

9. Toucher les autres

J'ai pris quelques leçons de technique Alexander. Elles m'ont fait tellement de bien que je voudrais partager ma connaissance de la technique avec mes amis et ma famille. Je commence donc à donner des petits cours aux personnes autour de moi.

Quand une personne prend ses premiers cours de technique Alexander, elle est souvent tellement émerveillée par ses découvertes qu'elle éprouve une forte envie d'en parler, de partager ses expériences et de faire des « convertis ». L'élève d'Alexander trouve évident que « tout le monde » a besoin d'apprendre à mieux s'utiliser, et il est alors très tenté d'aider les autres. En plus, nos amis et nos familles nous demandent de décrire les leçons et d'expliquer les principes de la technique. Or, la technique est beaucoup plus facile à démontrer qu'à décrire ou à expliquer. A la curiosité des autres s'ajoute donc l'envie que l'élève éprouve de partager la technique, et l'élève se permet finalement de donner des « petits cours de technique » en touchant quelqu'un d'autre, « comme le prof le fait pendant la leçon ».

Plusieurs observations sont nécessaires. Le toucher est une chose complètement naturelle : un amoureux masse le dos de sa bien-aimée, deux frères s'embrassent, la maman touche son bébé constamment, un jeune homme guide un copain pendant une séance de musculation... Il y a des douzaines de situations où le toucher est plus que naturel, car souhaitable et nécessaire. Mais cela ne veut pas dire que le toucher est toujours souhaitable. Parfois il n'est guère convenable, et d'autres fois il peut être dangereux, voire nuisible.

Un professeur de technique Alexander reçoit quelque mille six cents heures de formation professionnelle. Il apprend à toucher ses élèves selon une méthode bien précise, sous la supervision d'un professeur très expérimenté. En plus, avant de toucher un élève, le professeur doit devenir conscient de sa coordination globale, de la tête aux pieds. Cette coordination implique également une attitude et une philosophie, celle du non-faire. Aussi sensibles soient-elles, les mains du professeur ne jouent donc qu'un rôle secondaire dans sa propre coordination et dans sa pédagogie. Grâce à l'ensemble de ces différents aspects, le toucher du professeur est à la fois efficace et agréable.

Par définition, le néophyte est sans doute loin d'avoir déjà développé cet ensemble de qualités. Malgré ses meilleures intentions, il risque de faire mal à un ami en le touchant dans le but de démontrer la technique Alexander. Nous souffrons tous et toutes d'un décalage pratiquement constant entre ce que nous faisons et ce que nous croyons faire. Or, notre première responsabilité avant d'aider les autres – que ce soit en les touchant ou autrement – est d'éliminer ou de diminuer ce décalage en nous-même.

Le toucher d'un amant qui masse le dos de sa partenaire est différent de celui de la maman qui caresse son bébé. De même, le toucher d'un professeur de technique Alexander est différent de tout autre toucher. La maman qui étudie la technique Alexander peut apprendre à toucher son bébé avec un mélange de fermeté et de douceur que le bébé trouvera rassurant et apaisant. Cependant, elle le touche toujours en tant que maman et non pas en tant que professeur de technique Alexander. Quand vous touchez un ami, un enfant, même un chat ou un chien, faites-le avec intelligence et sensibilité, mais ne vous permettez jamais de prendre le rôle d'un « professeur amateur » de technique Alexander en touchant vos amis comme si vous donniez un cours.

Faire le prosélytisme d'une chose difficile à décrire et à expliquer est un énorme défi. Certains diraient même que le prosélytisme du non-faire est une contradiction dans les termes. Si vous souhaitez faire connaître la technique Alexander, invitez les personnes intéressées à assister à l'une des leçons que vous prenez avec un professeur qualifié, ou même à la partager. A d'autres gens encore, vous pouvez offrir des articles et des livres sur la technique.

L'envie d'aider les autres révèle parfois l'envie de les changer ou de les contrôler. Pourtant, notre première responsabilité reste de nous changer nous-même et de laisser les autres se changer eux-mêmes, quand ils le veulent, s'ils le veulent. L'attitude du non-faire s'applique très nettement aux rapports humains. Souvent, la meilleure façon, voire la seule, d'aider un autre, c'est de ne rien faire – surtout de ne rien faire qui puisse aggraver son état ou l'état de votre rapport avec lui.

Finalement, vous pouvez aider et influencer votre famille, vos amis et vos collègues indirectement, en devenant un bon modèle d'utilisation de soi, de comportement et d'attitude. Faites-le avec assurance et cohérence, et ils seront alors presque contraints de vous imiter et d'apprendre de vous.

10. Les procédures traditionnelles

Comme je l'ai déjà expliqué, tout ce qui est nécessaire pour l'apprentissage de la technique est un stimulus quelconque, qui engendre des réactions « normales » ou « naturelles ». Le double processus d'inhibition et de direction doit alors avoir lieu pour assurer le passage du « normal » vers le « naturel ». Le stimulus lui-même est peu important ; la jonglerie, la marche, la parole ou d'autres activités sont toutes parfaitement valables en tant que moyens d'apprentissage.

Dans sa pratique pédagogique, Alexander utilisait certaines procédures spécifiques qu'il avait créées ou adaptées pour apprendre les principes de sa technique à ses élèves. Il me semble tout à fait approprié de finir ce chapitre en décrivant quelques-unes des procédures signées Alexander : le *singe,* la *position d'escrime,* le *« Ah chuchoté »* et le *repos actif.* Je me permets de les décrire rapidement, d'une façon peu détaillée, voire superficielle. Il est pratiquement impossible d'apprendre à bien exécuter un acte quelconque en lisant une description de cet acte ; sans doute acceptez-vous que même un excellent livre sur l'art du chant, par exemple, ne suffise absolument pas à vous apprendre à chanter.

Je vous offre donc les descriptions suivantes non pas dans le but de vous *instruire à faire,* mais dans l'espoir de piquer votre curiosité et votre imagination.

a) Le singe

Regardez un bon joueur de tennis renvoyer une balle avec un revers. Il plie ses genoux et s'incline vers l'avant en utilisant ses jambes et son dos d'une manière très active. Sa colonne vertébrale est ferme et tonique, ses articulations sont parfaitement libres. Dans cette position le joueur est stable, mobile, puissant et équilibré. Le golfeur, le surfeur, le danseur, le petit enfant qui se baisse pour prendre un jouet dans ses mains… tous utilisent cette position. De fait, elle est tout à fait utile pour toute personne qui doit baisser son corps pour une raison quelconque : s'asseoir, se rincer les dents, soulever une caisse de bouteilles de vin du sol pour la placer sur une table. Alexander appelait cette posture une « position d'avantage mécanique » ; ses étudiants ont préféré la nommer « le singe ».

La première fois où vous vous placez dans cette position, vous aurez vraisemblablement une réaction « normale », avec tout ce que ce mot implique. En plus de sa grande utilité dans la vie quotidienne, le singe devient alors un laboratoire de prise de conscience et d'apprentissage, de changement d'habitude et de maîtrise de soi.

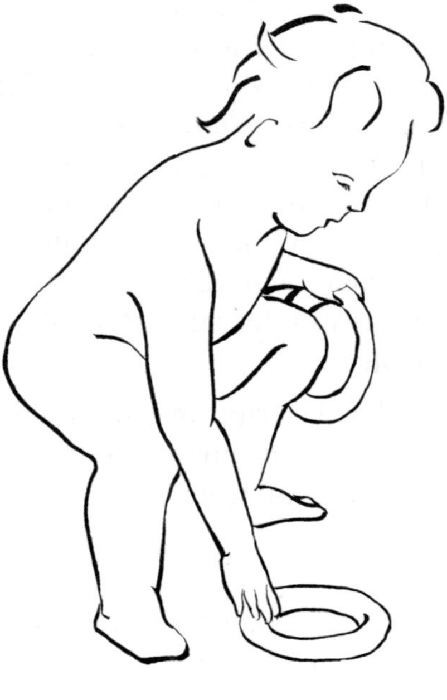

b) La position d'escrime

De même pour la position d'escrime, que nous pourrions nommer « la feinte », une position d'ailleurs assez proche du *singe,* et également présente dans les sports, la danse et la vie journalière de toute personne naturellement bien coordonnée. La tête parfaitement équilibrée, le cou ni raide ni mou, le corps tonique et dirigé vers le haut, l'un des pieds avancé et tourné légèrement vers l'extérieur, une jambe pliée et l'autre droite (mais les deux prêtes à se plier ou à se déplier, en alternance ou simultanément, si besoin est) : voici la *feinte.* Il s'agit de l'attitude typique de l'escrimeur, du pratiquant d'arts martiaux, du tireur à l'arc.

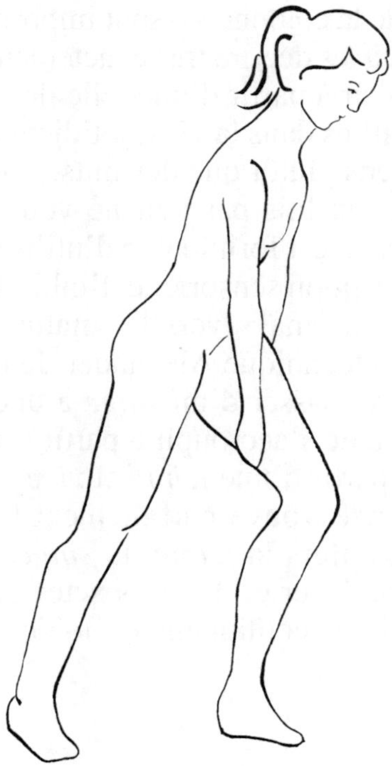

La feinte n'est pas une posture rigide ; au contraire, le corps garde une grande mobilité à l'intérieur de la position. Il est possible – et bien facile – d'introduire diverses variables telles que la distance et l'angle entre les pieds, la flexion des différentes articulations (anches, genoux, chevilles), la position du torse ou de la tête… Une feinte avec les pieds assez proches l'un de l'autre et placés dans un angle de quelque 45° est une excellente façon de rester debout – de fait, préférable à la position habituelle où les pieds sont parallèles l'un à l'autre, ce qui augmente le risque de lordose.

Je me permets de répéter un point fondamental. Aucune position n'est bonne en soi ; ce sont les différentes directions à l'intérieur d'une position quelconque qui la rendent bonne ou mauvaise. Ces directions – dont la plus importante est « d'aller vers le haut le long de la colonne » – sont impossibles à décrire, et même si j'arrivais à les décrire très exactement, il vous serait impossible de les saisir à partir d'une telle description. D'ailleurs, bien que très utiles dans la vie quotidienne, le *singe* et la *feinte* sont des moyens plutôt que des buts. Vous mettre dans la position du singe six fois par jour ne vous serait pas très profitable. Par contre, il est formidable d'utiliser le *singe* pour étudier la fausse perception sensorielle, l'inhibition et la direction, le passage du « normal » vers le « naturel », et tous les autres principes de la technique Alexander. Je note en passant qu'il est très facile de passer d'un *singe* à une *feinte* et *vice versa,* de s'asseoir ou de s'accroupir à partir d'un *singe,* de se mettre en marche à partir d'une *feinte* et *vice versa.* Une personne bien coordonnée trouve parfaitement facile de passer d'un geste à l'autre ; alors la *feinte,* le *singe,* les accroupis, marcher, s'asseoir, se lever et d'autres actes encore forment, tous ensemble, une ligne continuelle et fluide de pensée et de mouvement.

c) Le « Ah chuchoté »

Je considère le *« Ah chuchoté »* comme la reine des procédures créées par Alexander. Il s'agit d'un impressionnant laboratoire de prise de conscience, aussi riche en opportunités pour travailler l'inhibition et les directions que la jonglerie. Trouvez vos directions de base : la tête, le cou, le dos. Souriez, en exposant ainsi vos dents supérieures (ce qui ouvre vos narines et lève le voile du palais). Dirigez votre mâchoire inférieure légèrement vers l'avant (pour l'empêcher de se contracter vers le crâne). Ouvrez votre bouche, tout en posant votre langue doucement contre la partie intérieure des dents inférieures (pour qu'elle ne se contracte pas vers votre gorge). Laissez sortir de l'air de vos poumons, tout en chuchotant la voyelle « Ah ». Fermez votre bouche et respirez par votre nez, en laissant vos poumons se remplir sans aucun effort de votre part. Je parie que vous avez depuis longtemps oublié vos directions de base, et que votre cou se trouve maintenant complètement immobilisé ! De fait, le défi psychomoteur que pose le *« Ah chuchoté »* est absolument formidable. En le pratiquant, tout débutant fait un remarquablement mauvais usage de lui-même.

Le revers de la médaille, logiquement, est qu'en exécutant un *« Ah chuchoté »* parfait vous devenez maître de votre usage – autrement dit, maître de vous-même. Le *« Ah chuchoté »* demande la coordination du corps entier, la tonicité de la colonne, la liberté du cou et la mobilité de la tête, le bon fonctionnement des mécanismes de la bouche, le parfait équilibre du torse, la parfaite élasticité de la cage thoracique, une respiration sans aucune gêne, l'utilisation libre et souple de la voix, et encore d'autres éléments.

Le *« Ah chuchoté »* peut être utilisé comme préparation pour la parole, pour améliorer la diction, pour ouvrir et nettoyer les sinus, comme supplément de traitement dans les syndromes de malocclusion. Ayant un effet tonifiant et calmant, il peut aider à mitiger le trac et l'agitation intérieure. Différentes personnes l'ont utilisé comme remède contre la « gueule de bois », les hoquets, les effets du décollage et de l'atterrissage en avion, comme prévention d'une attaque de migraine.

Alexander soutenait que la respiration n'est qu'une fonction de la coordination. Toute personne dont la respiration est imparfaite souffre d'une coordination imparfaite ; de fait, ce sont les imperfections de la coordination qui causent les imperfections de la respiration. Or, pour que votre respiration devienne parfaite, il vous suffit de rendre votre coordination parfaite. Le contrôle de la respiration, selon l'avis d'Alexander, ne se fait donc qu'indirectement, ce qui met sa technique en opposition frontale à toute méthode de contrôle volontaire de la respiration. « L'acte de respirer, écrit-il, n'est pas une partie primaire du processus, ni même secondaire... De fait, une fois établie la parfaite coordination des différentes parties que mon système requiert, la respiration est une opération subordonnée qui se fait d'elle-même (1)... *Il n'est même pas nécessaire de penser à prendre un souffle ; d'ailleurs, il est plus au moins préjudiciable de le faire* (2). »

Le *« Ah chuchoté »* n'est donc pas un exercice de respiration, mais plutôt de coordination, définie très largement comme synonyme d'usage de soi et de réaction. Utilisez-le alors non pas pour améliorer ou contrôler votre respiration, mais pour prendre conscience de l'usage que vous faites de vous-même et des différents effets que votre usage a sur votre respiration.

d) Le repos actif

Nous arrivons finalement au repos. Imaginez une journée de travail longue et très chargée (une visite familiale, un projet urgent à terminer, des réunions au bureau). Au beau milieu de l'après-midi, vous éprouvez une envie insurmontable de vous

---

1. F. M. Alexander : *Man's Supreme Inheritance* (l'Héritage suprême de l'homme) (Integral Press, Kent, 1957 ; la première édition date de 1910), p. 188.
2. F. M. Alexander : *Constructive Conscious Control of the Individual* (le Contrôle conscient constructif de l'individu) (Centerline Press, Downing, Californie, 1985 ; fac-similé de la première édition de 1923), p. 201.

reposer. Vous vous allongez alors sur votre lit ou sur un canapé, et vous vous endormez replié sur vous-même, corps tendu et tordu, bras croisés devant votre poitrine, épaules levées, votre esprit toujours saturé des tâches à accomplir. Vous vous réveillez quelque temps plus tard, plus agité et plus coincé qu'avant. Imaginez maintenant que vous vous allongez confortablement sur votre lit et vous endormez rapidement et profondément. En vous réveillant quarante minutes plus tard, vous vous trouvez beaucoup trop alourdi pour reprendre votre travail, et finissez votre journée dans un état de mollesse et de somnolence.

Quand vous êtes fatigué ou stressé, vous avez donc bien évidemment besoin d'un *repos tonique* – un moment de calme et de quiétude au terme duquel vous vous trouverez tonifié, plein d'énergie, éveillé et alerte. Utilisant une table couverte de quelques couvertures pliées ou d'une mousse d'épaisseur variable, le professeur vous met dans une position assez caractéristique : allongé sur votre dos, vos jambes pliées, vos pieds sur la table, vos bras en pronation (autrement dit, la paume de vos mains tournée vers la table), vos coudes pliés, vos mains posées sur votre abdomen. Votre tête repose sur un support quelconque (un ou deux livres, un petit coussin, une serviette de bain pliée) sans lequel elle tomberait vers l'arrière et vers le bas, en raccourcissant votre nuque et en gênant votre gorge. En prenant votre bassin dans ses mains ou en plaçant ses mains sous votre dos, le professeur étire votre dos et rend votre colonne longue et tonique, tout en respectant les courbes naturelles de l'épine dorsale. Allongé de cette manière, vous êtes prêt à vous reposer tout en gardant votre esprit alerte et disponible, en aiguisant ainsi votre connaissance de l'usage que vous faites de vous-même.

Pendant la leçon, le professeur profite de cette position pour travailler sur les différentes parties de votre corps. En les touchant, il attire votre attention sur un membre, une articulation quelconque, un ensemble de muscles, votre cage thoracique,

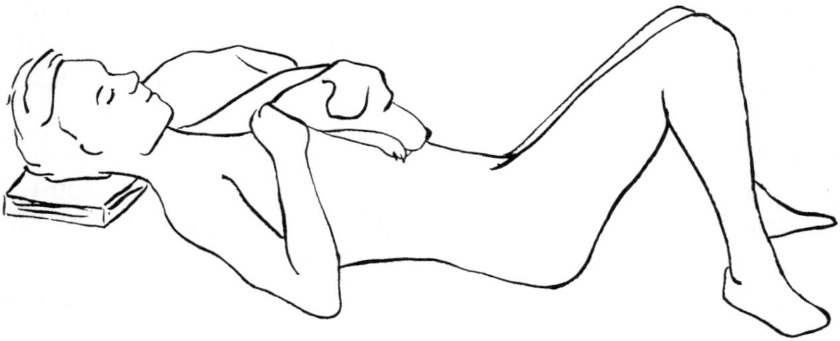

Le repos tonique.

votre cou… Il vous aide à prendre conscience de différentes tensions et blocages, à inhiber vos réactions habituelles et à diriger votre organisme d'une façon naturelle et coordonnée. Il vous présente des défis tels que plier une jambe sans contracter votre nuque, parler, faire des *« Ah chuchotés »*. Bien sûr, il vous apprend à vous mettre dans cette position et à étirer votre propre colonne pour que vous pratiquiez le *repos actif* à la maison.

De brèves périodes de quelques minutes, une ou plusieurs fois par jour, sont tout à fait suffisantes pour vous remettre dans un état de tonicité et de disponibilité. Peu à peu, vous cultivez l'habitude de vous servir du *repos actif* quotidiennement – pour vous délasser, écouter un programme de radio, converser au téléphone, réfléchir, mémoriser un texte ou une page de musique, rêver, vous calmer suite à un moment de stress, et surtout pour raffiner vos facultés d'inhibition et de direction – le but ultime de toutes les procédures de la technique Alexander.

CHAPITRE V

Les émotions

Alexis, 30 ans, artiste peintre

Avant de faire l'expérience de la technique Alexander, je croyais qu'elle pourrait guérir mon incessante douleur lombaire. Depuis mes leçons, j'ai découvert plusieurs avantages, parmi lesquels une meilleure connaissance de ma façon d'utiliser mon dos.

Avant de faire l'expérience de la technique Alexander, je croyais qu'il était confortable de me glisser dans une chaise, mes jambes croisées devant moi, mes bras croisés devant ma poitrine, ma tête relâchée vers l'avant. Maintenant, je crois que j'ai besoin de remplacer mes meubles pour mieux servir ma pensée vers le haut.

Avant de faire l'expérience de la technique Alexander, je marchais avec ma tête vers le bas, en regardant mes pieds. Après la technique, j'ai découvert que regarder quelqu'un dans ses yeux ne me fait pas mal – une découverte dont je tire encore des leçons.

Avant de faire l'expérience de la technique Alexander, m'entrevoir dans une glace suffisait à gâcher ma journée. Maintenant, il me plaît parfois de me regarder.

Avant de faire l'expérience de la technique Alexander je m'obligeais à faire du sport et à me nourrir sainement. Maintenant, bien manger et prendre de l'exercice sont tous deux devenus sans effort. Je sens que je contrôle mon corps pour la première fois de ma vie, et je suis contente de mon corps.

Avant de faire l'expérience de la technique Alexander, si un aspect de ma vie me troublait je devenais accablée, ce qui gênait d'autres aspects de ma vie. Après la technique Alexander, il peut m'arriver quelque chose d'affreux sans que cela détruise les bases de mon bonheur.

Avant de faire l'expérience de la technique Alexander, je n'aimais pas beaucoup être seule. Après la technique, j'ai découvert que je me réjouis de ma solitude. Je suis parfaitement capable de trouver des choses amusantes et intéressantes à faire toute seule.

Avant de faire l'expérience de la technique Alexander, j'avais des idées fixes sur moi-même. Depuis, je me surprends de mes propres sentiments et actes.

Avant de faire l'expérience de la technique Alexander, il me suffisait de « laisser couler », juste pour voir où la vie me menait. Depuis, je souhaite donner davantage de direction à ma vie. J'ai découvert que je suis ambitieuse.

Avant de faire l'expérience de la technique Alexander, je croyais que j'avais compris certaines choses de la vie. Maintenant, je me rends compte que je suis moins maligne que je ne le croyais.

Avant de faire l'expérience de la technique Alexander, je portais des jugements de valeur sur moi-même et sur les autres. Maintenant, je me surprends à vouloir briser les règles.

Avant de faire l'expérience de la technique Alexander, je croyais que rien ne pouvait être pire que d'être égoïste. J'essayais de cacher mes souhaits égoïstes. Maintenant, je les exprime plus volontiers et j'admire ceux qui en font autant.

Avant de faire l'expérience de la technique Alexander, mes émotions étaient plutôt constantes. Maintenant, j'éprouve des émotions intenses – de la tristesse intense ainsi que de la joie intense. J'exprime mes sentiments plus facilement. Je ris avec plus d'esprit, même si cela n'arrive pas nécessairement plus souvent.

1. Le corps et l'esprit

La plupart d'entre nous croient que l'interaction entre le corps et l'esprit est la suivante : je perçois quelque chose (événement, autre personne, sensation) et cette perception me donne une émotion (joie, haine, peur) qui affecte à son tour mon état physique (ma respiration change, ma circulation devient plus rapide, mes jambes tremblent). Cet enchaînement implique dans une certaine mesure une séparation entre le corps et l'esprit, quelle que soit l'étroitesse de leur rapport. D'abord, il laisse supposer que l'esprit réagit à quelque chose avant le corps. Ensuite, il semble faire porter la responsabilité de nos émotions à l'esprit : nos réactions corporelles ne seraient que les effets secondaires des perceptions de notre pensée.

William James, considéré comme le père de la psychologie moderne, proposait une vision différente : je perçois quelque chose (événement, autre personne, sensation) et cette perception affecte immédiatement mon état physique (ma respiration change, ma circulation devient plus rapide, mes jambes tremblent). Selon les mots de James, « les changements corporels suivent directement la perception du fait qui nous excite, et... notre sensation de ces changements, lorsqu'ils ont lieu, EST l'émotion (1) » – joie, haine, peur.

La vision de James, exprimée il y a déjà un siècle, se retrouve aujourd'hui confirmée et appuyée par les recherches neurobiologiques actuelles. Les émotions et sensations ne seraient pas des « éphémères reflets de l'âme humaine, comme le disent poètes et philosophes, mais plutôt les interprétations portées par le cerveau de nos réactions viscérales au monde qui nous entoure (2). » Jorge Luis Borges, en parlant de Coleridge, écrit que « nous n'éprouvons pas de l'horreur parce que nous som-

---

1. Cité par Sir Charles Sherrington : *The Integrative Action of the Nervous System* (l'Action intégrative du système nerveux) (Yale University Press, New Haven, 1947, 1961, 2e édition), p. 259.

2. Sandra Blakeslee : « The Physical Roots of Emotion (les Racines physiques de l'émotion) », dans *International Herald Tribune* du 8 décembre 1994 (p. 8).

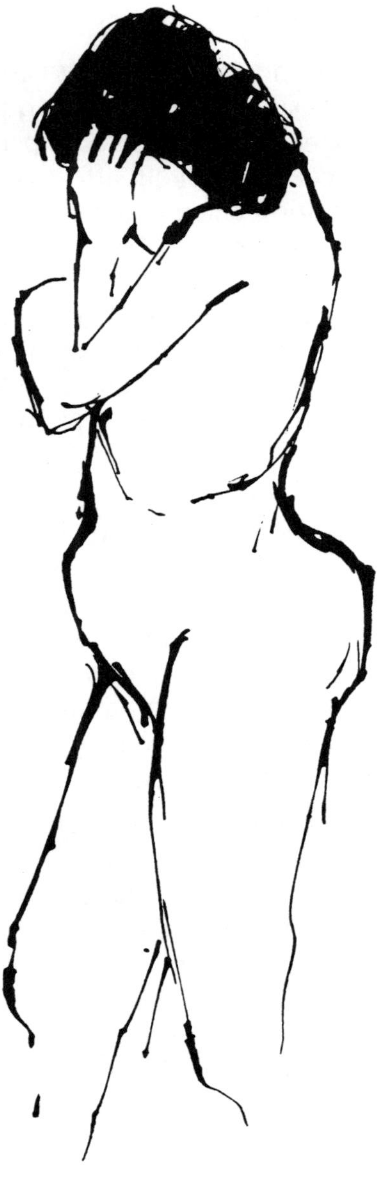

Le bouleversement est-il un état « mental » ou « physique » ?

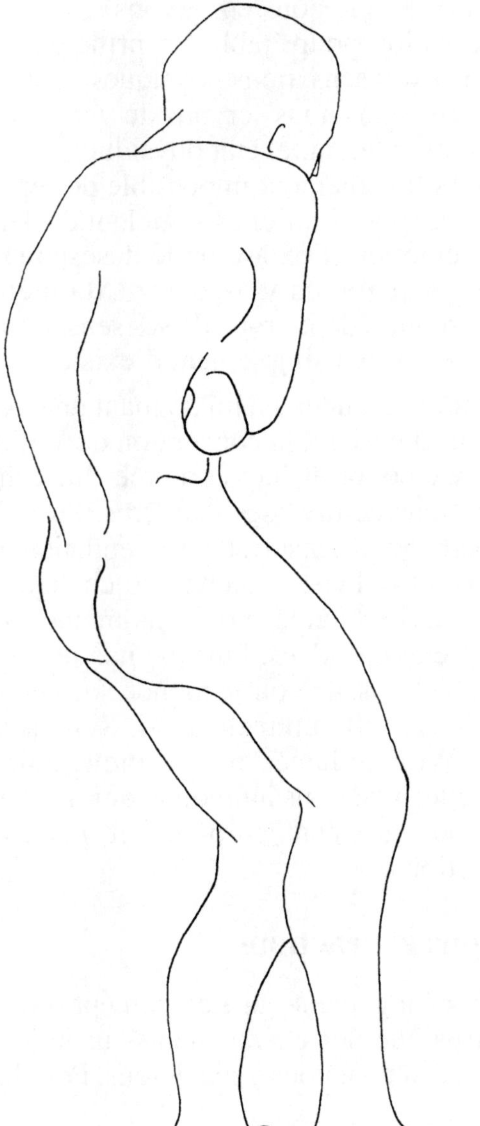

mes menacé par un sphinx ; nous rêvons d'un sphinx pour ainsi expliquer l'horreur que nous éprouvons (3). » Inspirons-nous de cette observation pour établir un principe général : nous n'éprouvons pas des sensations physiques pour exprimer telle ou telle émotion ; nous nous servons du vocabulaire des émotions pour nommer tel ou tel état physique.

Il serait alors franchement impossible de séparer nos émotions des états corporels qu'elles semblent déclencher. Imaginez une forte émotion (l'extase ou le désespoir) et les sensations physiques que vous y associez. Maintenant, essayez d'imaginer l'émotion dépourvue de ses sensations physiques : l'émotion cesserait tout simplement d'exister.

La technique Alexander, en lui donnant une expression pratique, confirme et enrichit la conception de William James de la relation entre émotion et états corporels. La technique affecte alors nos émotions de diverses manières. Premièrement, elle altère notre perception sensorielle. En rendant nos perceptions plus objectives et fiables, la technique change les idées que nous nous faisons du monde et de nous-même, ainsi que notre façon d'interpréter ces idées. Puisque nos perceptions conditionnent nos réactions, de voir le monde sous un jour nouveau implique d'y vivre différemment aussi. Si nous nous mettons d'accord avec William James, nous sommes amené à accepter que nos nouvelles réactions au monde qui nous entoure occasionnent de nouveaux états corporels et, par conséquent, de nouvelles émotions.

2. Perceptions et réactions

En plus du changement sur nos perceptions, la technique Alexander provoque des changements sur le jeu de nos perceptions et la façon dont nous y réagissons. Pour la majorité des

3. Jorge Luis Borges : *Labyrinths : Selected Stories and other Writings* (Labyrinthes : nouvelles choisies et autres écrits), édité par Donald A. Yates et James E. Irby, avec une préface d'André Maurois (Penguin Books, Londres, 1970), p. 276.

personnes, ce jeu est automatique : toute perception entraîne forcément une réaction. Cette réaction automatique est d'ailleurs souvent habituelle, et il est fort probable que la personne qui réagit ainsi ne soit pas consciente de sa réaction, encore moins en tant qu'émotion ou réalité corporelle (4).

Le changement le plus important qu'induit la technique sur la relation entre perceptions et réactions, c'est de rompre l'automatisme des réactions. L'inhibition « alexanderienne » vous donne la possibilité d'attendre avant de réagir à un stimulus, et de choisir vos réactions. Elle élargit également l'éventail des réactions possibles. Alors, vous pouvez adapter vos réactions aux besoins de chaque situation, au lieu de réagir telle une souris dans un labyrinthe de laboratoire. Le plus grand avantage d'une telle capacité c'est de vous permettre de ne pas réagir du tout, si vous le souhaitez ainsi ou si la situation ne mérite pas que vous y réagissiez.

Il est évident qu'en cassant l'automatisme de vos réactions vous transformerez toute votre vie émotionnelle. En inhibant vos réactions automatiques et habituelles à une stimulation quelconque – des réactions dont vous n'avez d'ailleurs qu'une obscure conscience – vous pouvez agir différemment vis-à-vis des personnes ou des situations qui, normalement, suscitent des émotions fortes ou désagréables. Peut-être avez-vous dit un jour de quelqu'un : « Il m'énerve ! » Il serait plus rigoureux, voire plus utile, de dire : « Je suis énervé par lui. » Mieux encore, dites : « Je me laisse automatiquement énerver par lui. » Avec l'aide de la technique Alexander, vous deviendrez capable de dire : « Je n'ai pas besoin de réagir à sa présence ou à son comportement et, en dehors de mes besoins, je ne réagis de toute façon que selon mes propres envies. »

4. Je parle de la fausse perception sensorielle – le décalage constant entre ce que nous faisons et ce que nous croyons faire – ailleurs dans le livre, surtout dans ma discussion de l'inhibition « alexanderienne » ainsi que dans ma description d'une leçon de technique Alexander.

Des élèves en technique Alexander subissent souvent une véritable révolution lorsqu'ils comprennent pour la première fois qu'ils sont responsables de leurs propres réactions. Ayant toujours rejeté la responsabilité d'un conflit sur un membre de votre famille ou belle-famille, vous vous rendez subitement compte que c'était votre réaction automatique, habituelle et inconsciente à cette personne-là qui déclenchait le conflit. Votre frère, votre belle-mère changent leur comportement vis-à-vis de vous une fois que vous changez votre façon de vous y prendre. Cela résout le conflit et vous permet à tous de mieux vous entendre à long terme. Je reviendrai sur les relations humaines plus loin dans ce chapitre.

Souvent, on justifie un comportement en disant : « Je n'y peux rien, je suis comme cela, c'est ma nature », impliquant qu'on est absolument incapable d'agir autrement. Ce n'est qu'une façon de se laver les mains des résultats de ses propres actions – une attitude ayant de graves conséquences morales et sociales.

Si vous n'avez pas considéré le lien entre perception et réaction, et que toutes vos réactions sont automatiques, vous avez raison de croire que vous n'y pouvez rien. Cependant, avant de connaître l'éventail de réactions et de comportements disponibles à toute personne qui arrive à ne pas réagir volontairement et dans toute situation imaginable, vous ne pouvez pas prétendre que votre véritable nature est révélée par la personne que vous êtes aujourd'hui. Si vos réactions sont automatiques et habituelles et que vous n'êtes même pas conscient de vos comportements et de leurs motivations, alors vous n'êtes qu'un tas d'instincts et de réflexes, tel un insecte ou un reptile. Comment cela pourrait-il être votre véritable nature ?

Exprimer sa vraie nature implique de faire des choix. La liberté de choisir est un attribut inné à tout être humain ; en fait, c'est elle qui définit l'espèce humaine. Pourtant, comme tant d'autres attributs humains, son épanouissement demande des soins constants. En effet, pour la plupart des personnes, devenir libre de choisir – c'est-à-dire être libre du *manque de choix* – est une lutte qui dure une vie entière. En réagissant immédiatement et automatiquement dans toute situation, vous éliminez la possibilité même de choisir. Vous devriez donc apprendre d'abord à ne pas réagir avant de prétendre avoir choisi vos réactions. Seule cette faculté vous permettra d'exprimer votre vraie nature.

La capacité de choisir ne mène pas nécessairement à la capacité de faire toujours des bons choix. Prendre la bonne décision requiert fréquemment du courage, du sacrifice et de la retenue, facultés qui nous échappent bien souvent. Cependant, celui qui comprend que ses actions sont le résultat d'une série de choix est mieux capable de vivre avec les conséquences (aussi nuisibles soient-elles) de ses choix que celui qui l'ignore. Quand vous aurez dit : « J'ai mal jugé la situation », ou peut-être : « Je me suis permis un plaisir immédiat malgré le prix que j'aurai à payer à long terme », au lieu de dire : « C'est lui le coupable, pas moi », ou : « C'était plus fort que moi », alors vous aurez fait un énorme pas vers la liberté et le bien-être.

La technique Alexander n'est pas la seule méthode permettant d'examiner et de changer nos réactions et nos choix, ainsi que les émotions qu'ils suscitent. Mais peu importe la façon dont vous acquérez la double capacité de ne pas réagir et de choisir vos réactions : vous ne serez point libre, sain et heureux avant de l'avoir acquise.

3. Le rationnel et l'irrationnel

L'un des arguments parfois présentés contre l'inhibition « alexanderienne » est qu'elle conduit le rationnel à trop dominer le créatif et l'intuitif, entraînant ainsi une perte de spontanéité et d'imagination – de fait, une perte de liberté. Il nous serait alors utile de redéfinir la notion de « liberté » pour mieux comprendre celle de « spontanéité ».

Il est des gens qui croient que la liberté n'est que la possibilité de faire tout ce qu'ils veulent faire dans n'importe quelle situation. L'éventail de comportements que ces gens-là se permettent peut être plus ou moins restreint, mais le principe reste le même : « Je veux faire ceci ou être comme cela, et si quelqu'un ou quelque chose m'en empêche, je ne suis plus libre. » Or, si vos besoins et vos désirs sont habituels et automatiques, et que vos réactions et leurs motivations sont inconscientes, alors vous n'êtes pas libre, même quand vous vous permettez d'avoir ou de faire tout ce que vous désirez. En réalité, vous ne connaîtrez pas vos vrais besoins et désirs avant de pouvoir vous retenir complètement, surtout face à l'envie de satisfaire chaque impulsion au moment même où celle-ci se manifeste.

Il ne s'agit pas d'une vision puritaine ou ascétique de la vie. Certains « alexanderiens » fument, boivent, dansent, consomment des drogues et font l'amour en cachette. Le problème n'existe que quand vous n'êtes pas capable d'agir autrement. Si vous avez la capacité de choisir, vous êtes une personne libre. Si vous ne l'avez pas, vous ne l'êtes pas, aussi agréable que ce soit de satisfaire vos désirs. Etre spontané, c'est avoir les moyens de choisir sans être encombré de préjugés, de suppositions, d'automatismes. Si vos choix sont le résultat d'un ensemble d'habitudes, voire de dépendances, alors vous n'êtes point spontané.

Certains prétendent vouloir être dépendants – de la nicotine, de l'alcool, du sucre ou d'autres substances chimiques, ou encore d'une habitude de pensée ou de comportement. Cela n'est que sophisme, et nous n'avons pas besoin d'en discuter. Je crois que nous pouvons nous mettre d'accord sur un point de base : la liberté et la spontanéité se fondent sur des choix, non pas sur des habitudes.

Notons que des études psychologiques ont montré que des jeunes enfants qui savent se retenir (par exemple, en acceptant d'attendre un moment avant de manger un bonbon) auront plus tard dans leurs vies une plus grande chance de réussite professionnelle et personnelle. La retenue, tout simplement, mène au bien-être (5).

Revenons maintenant à la crainte que certains ont exprimée d'un éventuel conflit entre inhibition « alexanderienne » et créativité. L'action de la raison n'empêche absolument pas celle de la créativité, au contraire. On dit parfois d'un homme qu'il est « trop rationnel ». Pourtant, observez bien ses comportements et réactions, et vous verrez comment les motivations qui animent ses comportements sont irrationnelles. En voici un exemple banal. Quelqu'un décide de toujours porter les mêmes vêtements : chemises blanches, pantalons gris, chaussures noires. Cela lui rend la vie plus facile : plus d'inquiétude sur quoi acheter ou quoi porter. Considérez-vous cet homme comme rationnel ? Pratique, peut-être, mais pas rationnel. Son comportement révèle la peur de la variété, l'échec de l'instinct de la bonne présentation de soi (un instinct très sain d'ailleurs), peut-être même la suppression de la sensualité et de la sexualité. A mon avis, ces multiples motivations rendent le comportement irrationnel. Il est pratiquement impossible d'être « trop rationnel », mais il est possible que le jeu entre rationnel et irrationnel soit déséquilibré.

Beaucoup trop souvent, on a prétendu que telle croyance ou tel comportement étaient rationnels, pour mieux les expliquer et les justifier. Il est possible de se convaincre de la rationalité d'une croyance, et d'en convaincre autrui, en s'appuyant sur la force de la personnalité ou en utilisant un discours persuasif. Il n'y a pas longtemps, des millions d'hommes et de femmes croyaient que l'extermination des juifs, des Tsiganes et des homosexuels pouvait se justifier et s'accomplir rationnellement. C'est un exemple extrême, mais il illustre avec force l'énorme décalage entre le rationnel et l'irrationnel prenant l'apparence intellectuelle de rationnel. Ce décalage peut être

5. Cela est abordé de façon passionnante par Daniel Goleman dans son livre *l'Intelligence émotionnelle,* lecture utile pour tout étudiant de la technique Alexander.

remarqué à des milliers de reprises dans des comportements et des croyances en politique, dans la science, la religion et dans toute autre situation concevable.

En effet, nous adhérons tous et toutes à de nombreuses croyances irrationnelles, souvent sans la moindre conscience de leur irrationalité. Nous pourrions dire que notre devoir, c'est de prendre conscience de ces croyances-là, de leur profonde irrationalité et de leurs effets sur notre bien-être, notre santé et sur la façon dont nous vivons en société. Ayant pris conscience de tout cela, nous devrions alors changer ou éliminer ces croyances, pas nécessairement si leurs effets étaient neutres ou à la limite positifs, mais au cas où ils seraient nuisibles.

Il est étonnant de voir combien de gens croient à quelque chose pour la simple raison que quelqu'un d'autre y croit aussi. « Je crois à tout et je ne crois à rien », aimait dire Alexander, faisant ainsi preuve d'une véritable ouverture d'esprit. Imaginons quelque chose à laquelle croient une grande multitude, y compris des hommes et femmes célèbres ; si cette chose-là est manifestement fausse, je n'y croirai pas. Imaginons maintenant autre chose, à laquelle ne croit qu'une poignée d'humbles gens ; si cette chose-là est manifestement vraie, j'y croirai. Si quelqu'un a eu longtemps raison sur un certain nombre de choses, jamais je ne supposerai qu'il puisse avoir toujours raison. De même pour quelqu'un qui a eu souvent tort : il se peut qu'il ait raison à présent, ou de temps à autre. Si ce que me dit un homme qui me déplaît personnellement est vrai, je ne pourrai pas le nier. Si un homme dont la folie pathologique est médicalement reconnue annonce que Paris est la capitale de la France : il a raison. « Je crois à tout et je ne crois à rien. »

Nous devrions accepter volontiers de soumettre nos opinions les plus chéries et sincères à un examen minutieux et impartial – le nôtre et celui d'autres personnes. Pour qu'un tel examen soit valable, nos perceptions doivent être claires et précises. Notre discernement et notre sens critique sont une fonction de notre perception sensorielle. « Nous sommes obligé d'accepter, écrit Alexander, que nos particularités sensorielles sont le fondement de ce que nous tenons pour nos opinions, et qu'en fait neuf sur dix de nos opinions résultent de ce que nous sentons plutôt que de ce que nous pensons (6). » Je parle ailleurs de la relation entre l'usage de soi et la perception sensorielle. Votre soi est l'instrument que vous utilisez pour observer et percevoir. Or, en vous utilisant mal, vous risquez d'avoir des observations et des perceptions plutôt fausses. Basées sur des perceptions fausses, les opinions et croyances que vous tenez seront alors nécessairement fausses et peu valables. « De ne pas sentir un fait ne le change pas », disait Alexander (7), proposition à laquelle nous pouvons ajouter qu'une perception ne devient pas un fait simplement parce que nous la sentons.

Vous débarrasser de croyances irrationnelles et de fausses perceptions – des « faits » qui n'existent pas – vous rendrait par définition plus rationnel. Cependant, votre créativité n'a pas besoin d'en souffrir. L'objectif de la technique Alexander n'est pas que la volonté domine l'inconscient, ni que le rationnel l'emporte sur l'irrationnel. Tout individu restera toujours un amalgame de ces deux forces apparemment contradictoires, il ne peut en être autrement. Pourtant, il est possible de changer la façon dont les deux forces jouent l'une contre l'autre, ou plutôt l'une avec l'autre, jusqu'à ce que l'irrationnel devienne source non pas de malheur mais d'intuition, de créativité, d'imagination et d'humour. « A vrai dire, disait Alexander, les sensations sont beaucoup plus utiles quand elles sont justes, que ce qu'ils appellent "l'esprit" (8). » Ici, Alexander laisse sous-entendue la différence entre raison et l'irrationnel se faisant passer pour raison, ce dernier étant souvent pris par « l'esprit ».

---

6. *Constructive Conscious Control of the Individual,* p. 146.

7. *Articles and Lectures,* p. 206.

8. *Articles and Lectures,* p. 206. Je soupçonne ce mystérieux sujet de la phrase d'Alexander : « ils », d'être des universitaires et des intellectuels. Dans le cercle d'amis et d'étudiants d'Alexander, l'épithète « prix Nobel » était réservée à des personnes dites « intelligentes » qui étaient pourtant particulièrement maladroites.

Raison et perceptions sensorielles ne sont pas contradictoires. Au contraire : les perceptions sont à l'origine de toutes les observations, et les observations forment la base de la raison. Or, ce sont bien les perceptions qui donnent à la raison sa justesse inhérente, pourvu que les perceptions elles-mêmes soient exactes.

4. Inhibition « alexanderienne » et sentiments

Considérons maintenant une autre crainte parfois exprimée au sujet de l'inhibition « alexanderienne » : l'éventuelle suppression des sentiments. On pourrait facilement imaginer quelqu'un s'exclamer : « Ce n'est pas sain et naturel de ne rien sentir, de ne pas exprimer des sentiments très réels, de ne pas agir selon ses sentiments. » Comme pour tout autre argument, le contexte et la circonstance peuvent le rendre totalement ou partiellement valable ou invalide, valable pour de mauvaises raisons, invalide pour de bonnes raisons. Tout dépend.

Il nous serait d'abord utile d'établir une distinction entre *action* et *réaction.* J'ai proposé l'idée qu'être libre c'est pouvoir choisir ses réactions. Ce pouvoir inclut le choix de ne pas réagir si la situation ne mérite pas de réaction ou simplement si vous le souhaitez ainsi. Si vos réactions reflètent cette capacité, elles deviennent des actions. Autrement, elles restent des réactions, plus proches dans leur essence aux réflexes animaux qu'aux actes positifs d'une volonté individuelle.

Pour qui n'a pas encore acquis la capacité de ne pas réagir automatiquement et habituellement à toute stimulation, la suppression de ses émotions et de leur expression pourrait être tout à fait nuisible. On a maintenu depuis longtemps que la suppression des émotions est un élément important à l'origine et dans le développement d'un grand éventail de maladies, tels qu'ulcères, crises cardiaques, cancer, problèmes respiratoires et encore bien d'autres. D'ailleurs, cette opinion n'est pas universellement partagée. Certains psychologues maintiennent

La sérénité est-elle un état
« mental » ou « physique » ?

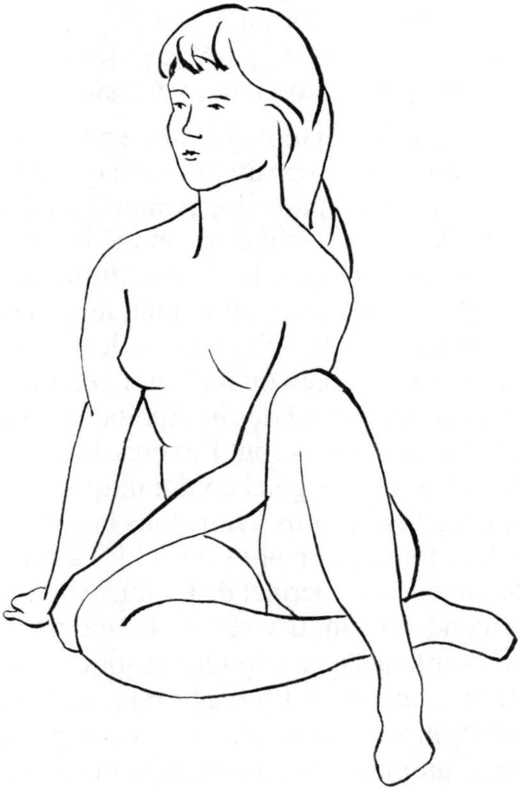

qu'exprimer toute émotion librement n'est pas nécessairement plus sain que de ne pas l'exprimer. « Donner libre cours à la colère normalement augmente l'excitation du cerveau, ce qui fait que les gens se sentent fâchés davantage. » Le docteur Mark Epstein (9) suggère qu'il est possible – et souhaitable – de ne pas donner cours à la colère et de ne pas la supprimer non plus, mais plutôt de la *reconnaître,* se permettant ainsi de ne pas agir prématurément. Plus sain que d'avoir des émotions fortes

9. Psychiatre et auteur de *Pensées sans penseur*. Cité dans le journal *Men's Health* (la Santé des hommes), janvier-février 1997, p. 84.

et de les exprimer, c'est de se libérer d'émotions fortes *automatiques* et *habituelles,* dont il se peut que vous ne soyez même pas conscient – des émotions non justifiées par la situation qui les provoque et dont les effets sur votre bien-être sont aussi nuisibles que la suppression de leur expression.

Dans telle ou telle situation, la fausse perception sensorielle engendre des émotions – positives ainsi que négatives – dont l'origine n'est qu'une mauvaise compréhension de la situation. Vous vous croyez insulté ou boudé d'après un signe de tête, un clin d'œil, une parole de quelqu'un d'autre ; vous y réagissez, fâché ou maussade. Pourtant, le signe de tête n'était qu'un tic nerveux, le clin d'œil un réflexe contre un moustique. Quant aux mots, bien ou mal énoncés, bien ou mal choisis, on leur attribue souvent des interprétations sans le moindre lien avec la pensée dont ils sont l'expression. La sociolinguistique a démontré que les gens communiquent avec des styles tellement distincts que nous avons tous besoin de « traduire », pour ainsi dire, tout ce que nous disent les autres. L'inhibition « alexanderienne » vous permet de traduire et de comprendre ce que vous entendez avant d'y réagir. D'une part, le bon usage de soi, fondé sur la juste perception sensorielle, vous permet de bien juger une situation et d'y réagir raisonnablement. D'autre part, l'inhibition « alexanderienne » vous permet de ne pas réagir immédiatement ou automatiquement à des situations que vous n'arrivez pas à bien saisir dans un premier temps.

Le résultat majeur d'une étude approfondie de la technique Alexander ce n'est donc pas la répression forcée des émotions, mais un vrai changement dans leur qualité, leur intensité et leur expression. Les apprentis de technique Alexander disent souvent que certaines choses perdent de leur importance pour eux. Le « recul » est le mot qui décrit le mieux leur nouvel état d'esprit.

5. Le recul

Il est des gens fort sincères et passionnés qui semblent croire que le recul est dans une certaine mesure synonyme de manque de compassion. Ces gens-là croient qu'il est moralement injuste de ne pas réagir avec toute leur passion dans chaque situation, et ils résistent alors à l'idée de ne pas réagir. Pourtant, ne pas réagir – c'est-à-dire ne pas aller droit au but en réagissant de façon automatique et habituelle – se révèle souvent être le comportement le plus sain vis-à-vis d'une personne ou d'une situation.

Il y a plusieurs années, ma mère, ayant fumé deux paquets de cigarettes par jour pendant presque quarante ans, avait été diagnostiquée comme souffrant d'un cancer du poumon. Elle avait toujours résisté à tous les efforts que la famille faisait pour qu'elle arrête de fumer. Nous avions tout essayé : le raisonnement, les prières, le chantage émotionnel... A chaque fois elle riait et allumait une autre cigarette. Au début de sa maladie, nos efforts étaient devenus plus insistants mais guère plus efficaces. Quant à moi, je me suis peu à peu rendu compte qu'il m'était impossible de changer ses habitudes – de la changer. Pendant un an ou deux je me suis tu, malgré la grande envie que j'éprouvais toujours de lui demander d'arrêter de fumer. Finalement, presque sans m'en apercevoir, j'ai cessé de vouloir la changer, grâce à l'inhibition « alexanderienne », et je l'ai pleinement acceptée, comme elle était. Alors j'ai abandonné les chantages et les raisonnements, et tout ce que je lui ai donné dès lors était mon affection, en la soutenant dans tous ses choix ainsi que dans sa dépendance.

Je me souviens d'un ami choqué par mon apparente indifférence aux comportements autodestructifs de ma mère et à sa souffrance. « Fais quelque chose ! », me conseillait-il vivement en exprimant son indignation. Ma mère, quant à elle, voyait mon « indifférence » autrement. Un jour, elle m'a fait un énorme compliment : « Tu n'es pas comme les autres », m'a-t-elle dit avec gratitude.

Après votre entraînement en technique Alexander, vous vous fâcherez toujours, mais peut-être moins souvent, moins longuement et moins intensément qu'avant, et peut-être contre des choses et des personnes différentes de celles d'aujourd'hui. Il est bien probable que vous exprimerez votre colère d'une nouvelle manière aussi. Récemment, pendant un voyage en Suisse, je me suis trouvé de très mauvaise humeur. Je voulais aller me promener à pied dans la forêt, mais j'ai fini par accepter d'aller faire un long et fatigant tour en voiture avec mon compagnon de voyage. Je n'ai donc pas eu ce que j'avais vraiment souhaité, et j'en voulais à mon ami. Cependant, au lieu de rester morose ou énervé toute la soirée, j'ai taquiné mon ami d'une façon assez vulgaire et agressive, et néanmoins – puisque imaginative et humoristique – amusante pour moi et pour lui aussi. C'était une bonne méthode pour me débarrasser de sentiments désagréables et indésirables. J'ai pu alors satisfaire mes besoins émotionnels en me vengeant de mon ami, en riant et en le faisant rire. Il va sans dire que ma mauvaise humeur s'est rapidement dissipée.

Les professeurs de technique Alexander aiment dire qu'inhiber c'est pouvoir dire non : non à une réaction habituelle, automatique ou nuisible. Or, vous pouvez utiliser l'inhibition pour dire non également à une tentation, à une provocation, à une personne, à une invitation. La technique Alexander vous aide à gérer d'une façon pratique et constructive des situations difficiles ou désagréables. Il est des situations où le bon choix consiste à ne pas s'y trouver : la technique Alexander vous aide à les éviter aussi, en leur disant non, en changeant ainsi la qualité générale de votre vie émotionnelle. Cependant, la plus riche des possibilités ce n'est pas d'éviter un stimulus, mais de changer la réaction habituelle qu'il induit chez vous.

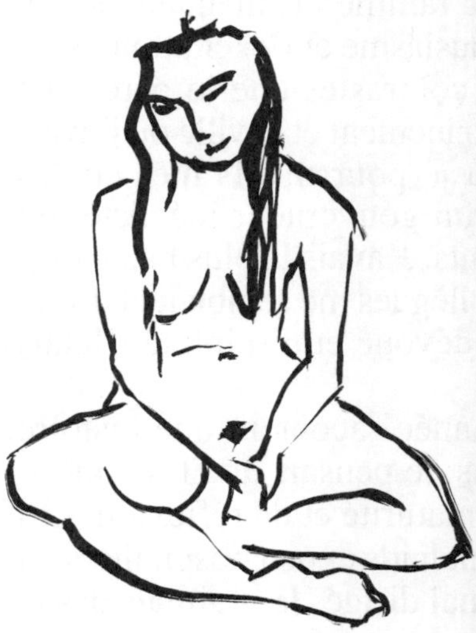

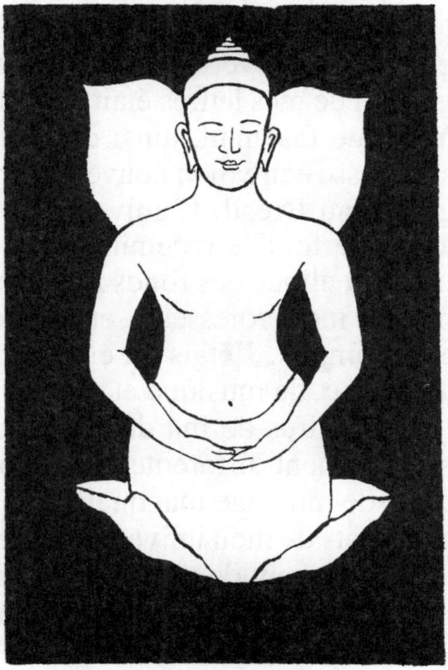

Lâcher ses énergies, les rassembler : deux états opposés.

6. Changement et malaise

Tout changement, aussi bénéfique soit-il, peut être pénible. Cela s'applique à la technique Alexander ainsi qu'aux changements émotionnels qu'elle occasionne. Un souvenir personnel en sera la meilleure illustration.

J'avais 19 ans lorsque j'ai quitté le Brésil pour aller suivre des études de musique aux Etats-Unis. C'était en 1977, et je m'éloignais alors pour la première fois de chez moi. Pendant plusieurs années, j'ai écrit de longues et fréquentes lettres à ma famille. Ma mère les a gardées, et bien plus tard je les ai classées par ordre chronologique, en les relisant avec attention.

Ma première année aux Etats-Unis avait été une période de grandes découvertes. Bien que ma famille me manquât, le ton général de mes lettres était l'enthousiasme et l'excitation. New York me fascinait, ainsi que les contrastes que je percevais sans cesse entre mon nouvel environnement et la ville où j'avais grandi au Brésil. L'université où je poursuivais mes études avait été fondée récemment par un gouverneur idéaliste qui lui avait alloué des fonds importants. J'avais la plus haute opinion de mes professeurs, et mes collègues me semblaient doués et accomplis. J'étais un étudiant dévoué et discipliné. J'étais amoureux de musique et de vie.

Les lettres de ma deuxième année racontent une histoire radicalement différente. Cette fois, je pensais que les Américains de mon âge manquaient de maturité et de réflexion. Les bâtiments de mon université étaient laids et peu hospitaliers, et le département de musique était mal dirigé. Je n'aimais pas la nourriture qu'on me forçait à consommer. Le temps était très maussade. Je souhaitais trouver une autre école, dans un autre pays. J'avais de graves doutes sur la carrière musicale. En fait, j'avais de graves doutes sur moi-même, et je me méprisais autant que je méprisais les autres.

Que m'était-il arrivé ? Une partie de ces doutes était due au passage inévitable et douloureux de l'adolescence à l'âge adulte. Pourtant, en lisant mes lettres quelque dix-sept ans plus tard, je me suis rendu compte qu'il existait une relation de cause à effet entre ma détresse et une nouvelle force qui commençait alors à se faire sentir dans ma vie.

J'avais changé de professeur de violoncelle à la rentrée de ma deuxième année universitaire. Mon nouveau professeur, en observant mon jeu, m'a trouvé physiquement maladroit au violoncelle et m'a alors encouragé à prendre des cours de technique Alexander. D'autres musiciens m'avaient déjà parlé de cette technique. Comme presque tout le monde, ils la trouvaient difficile à décrire et à expliquer, mais ils en parlaient avec le plus grand enthousiasme. J'ai été tout de suite d'accord pour aller suivre quelques cours, et j'ai pris rendez-vous avec une personne recommandée par mon professeur. Il s'agissait d'une femme d'un certain âge, qui habitait un bel appartement sur le Central Park West. Elle avait fini sa formation de technique Alexander depuis un moment, et sa présence maternelle m'a immédiatement mis à l'aise.

La toute première fois qu'elle a mis ses mains autour de ma tête et de mon cou, j'ai eu l'impression de grandir de plusieurs centimètres. Parfois, on montre à la télévision le développement d'une fleur à une vitesse telle qu'il ne s'écoule que quelques secondes entre le moment où on la sème et celui de sa complète floraison. Sous les mains de mon professeur, je me suis senti exactement comme cela. C'était une sensation délicieuse et inouïe. Il y eut plusieurs autres fortes impressions dans cette leçon-là, et dans d'autres que j'ai prises depuis, mais ma première expérience de la technique Alexander, dont je garderai le souvenir pour toujours, c'était un souffle de vie.

Dès le premier moment les leçons m'ont profondément affecté. Des gens qui ne savaient même pas que je prenais des cours remarquaient que je leur semblais différent, plus grand et plus large. Mes chemises et mes pulls sont vite devenus trop étroits autour de mes épaules. Il y eut plusieurs autres changements mais, à l'époque, j'ai trouvé difficile de les définir précisément. Je savais que j'étais en train de changer, sans même savoir comment se manifestaient ces changements ou quelles en étaient les causes. J'écrivais des lettres excitées à ma famille. Après mon premier cours, je leur ai expliqué que la technique était une méthode de relaxation et d'autosuggestion, deux termes que je ne me permettrais absolument plus d'utiliser aujourd'hui. Je leur ai loué mon professeur. J'adorais mes cours et je sortais de chez elle me sentant vivant et léger.

Or, c'est pendant cette même période que j'ai commencé à avoir des sentiments fort négatifs vis-à-vis de mon école, de mes professeurs de musique, de mes collègues, de moi-même. Comment était-il possible de recevoir un souffle de vie d'une femme admirable et de me sentir de pire en pire hors de mes cours de technique Alexander ?

En fait, c'était ce souffle de vie lui-même qui me rendait malheureux, et pour plusieurs raisons. Dans mes cours d'Alexander, je me dirigeais vers un certain idéal de vie, libre de tout malaise, douleur, colère, peur, doute ou hésitation. Cet état ne durait pas longtemps, et après un jour ou deux, parfois après quelques heures seulement, je régressais à mon état d'avant le premier cours, sans savoir comment cette détérioration avait eu lieu, comment l'empêcher ou comment m'en remettre après la retombée. Le contraste entre mon idéal « alexanderien » et mon état ancien et habituel me semblait énorme. Tout à coup, de ne pas vivre pleinement cet idéal auquel j'avais goûté m'était insupportable ; alors, je me méprisais.

L'idéal « alexanderien » que je vivais dans mes cours ne se limitait pas à mes activités individuelles. Après tout, mon professeur était une personne merveilleuse et nos leçons étaient un modèle de relation humaine pleine de découvertes, d'aventures, d'intuitions personnelles et animée par la compréhension mutuelle et le soutien affectueux. Pourquoi toutes mes autres relations ne pouvaient-elles pas être comme cela, elles aussi ? Tout le monde déviait beaucoup trop de l'idéal « alexanderien » sans même savoir que cet idéal existait et sans avoir conscience de l'immense distance qui les en séparait – qui *nous* séparait, eux de moi. De vivre dans un monde « anti-alexanderien » était trop pénible. Me changer moi-même ne me suffirait pas ; le monde aussi devait changer pour que j'y sois heureux.

Tout élève de technique Alexander ne subit pas ce que j'ai subi, ou jusqu'au point où je l'ai subi. Je crois qu'à mes débuts j'étais particulièrement éloigné de l'idéal que j'ai décrit. J'ai choisi, depuis, de faire de cet idéal le grand objet de ma vie. Mon voyage a donc été et sera plus long que celui d'autrui. Cependant, les changements que j'ai subis et le désordre où je me suis trouvé sont assez fréquents dans les leçons de technique

Alexander. En effet, selon les besoins et souhaits de certains élèves, changement et désarroi sont des conséquences *inévitables, nécessaires* et *désirables* d'une étude approfondie de la technique Alexander.

7. Les relations personnelles

Confusion et bouleversement se manifestent de diverses manières pendant l'entraînement à la technique Alexander d'un élève. Nous prenons tous et toutes des décisions personnelles et professionnelles basées non pas sur nos vraies envies et capacités, mais sur celles que nous percevons. Or, à cause du décalage constant entre ce que nous faisons et ce que nous croyons faire – c'est-à-dire entre ce que nous sommes et ce que nous croyons être – perception et réalité se contredisent sans cesse dans notre vie. Au fur et à mesure que l'élève d'Alexander change son usage de soi, ses perceptions changent aussi. Alors, le décalage entre perception et réalité se réduit de plus en plus, et des décisions prises dans le passé commencent à sembler douteuses, voire fausses : fausse carrière, faux emploi, faux style de vie, faux mariage…

Ces nouvelles perceptions, qu'elles s'imposent peu à peu ou tout d'un coup, peuvent être pénibles et même destructrices. Je crois que la technique a déclenché la fin de nombreux mariages (je choisis mes mots soigneusement en disant que la technique a *déclenché* et non pas *causé* ces changements). Un partenaire dans une relation problématique peut acquérir, grâce à la technique, une nouvelle vision des causes et symptômes de ses troubles. L'ensemble des principes de la technique, bien que simple, éclaire assez précisément la nature humaine. Quelqu'un qui a l'habitude d'aller « droit au but », c'est quelqu'un dont la perception sensorielle est fausse et dont l'inhibition et la direction sont insuffisantes et les comportements souvent déraisonnables. Un élève d'Alexander qui perd son habitude d'aller « droit au but » peut trouver de plus en plus difficile de vivre avec un partenaire qui va toujours « droit au but ». En effet, le simple geste d'embrasser une personne dont la coordination est mauvaise – et les « droit-au-butistes » en souffrent par définition – peut devenir une expérience sensuelle tout à fait désagréable.

Comme dans toute autre situation, vous avez trois choix : quitter la situation, la changer ou vous changer vous-même. Il est souvent difficile de déterminer la meilleure stratégie. Les gens qui se consacrent à faire prospérer un mariage en le changeant sont admirables. Ceux qui savent comment et quand quitter un mariage insoutenable sont admirables. Cependant, les plus admirables sont ceux qui se transforment eux-mêmes avant d'essayer de transformer un mariage ou de le quitter.

Alexander a bien exprimé l'essence d'une leçon de sa technique : « Vous êtes là non pas pour faire des exercices ou pour apprendre à bien faire, dit-il, mais pour devenir capable de faire face à un stimulus qui vous met toujours à l'envers et de gérer la situation (10). » Je dis souvent à mes élèves que leurs réactions dans une situation quelconque peuvent être *normales* (comme celles de tout le monde, comme elles le sont habituellement) ou *naturelles* (selon les lois de la nature, comme elles devraient être de façon idéale). Le but du travail d'Alexander est de vous aider à transformer toutes vos réactions normales en réactions naturelles. Cela s'applique également aux relations personnelles, qu'elles soient intimes ou non.

8. Ne rien faire

En changeant vos réactions à une situation, vous changez inévitablement la situation elle-même. Cela ne dépend pas de la technique Alexander. Cependant, en vous changeant avec l'aide de la technique, vous changez la situation d'une manière particulièrement efficace, grâce au caractère singulier du travail d'Alexander.

10. *Articles and Lectures*, p. 203.

Nous nous sommes tous et toutes trouvés dans des situations difficiles qui deviennent de plus en plus difficiles lorsque nous essayons de les améliorer en faisant tout ce que nous pouvons. Ce qui distingue l'approche d'Alexander d'autres méthodes c'est que, grâce à l'inhibition et à la direction, les changements les plus importants que vous subissez et que vous apportez à une situation quelconque sont le résultat non pas de ce que vous faites, mais de ce que *vous arrêtez de faire*. La technique vous aide à ne pas réagir, ce qui est la meilleure réaction à de nombreuses situations. La capacité de ne pas réagir est également un préalable à toute réaction saine. **Avant de bien faire, vous devez être capable de ne rien faire, pour être mieux capable d'éviter de mal faire.**

Votre enfant se met à pleurer : avant de faire ce qu'il faudrait (le consoler, par exemple), vous devriez être capable de ne rien faire (le laissant ainsi exprimer son mécontentement, jusqu'à ce que ce mécontentement s'épuise de lui-même), pour mieux être capable d'éviter de faire ce qu'il ne faudrait pas (en criant après lui ou en le frappant).

« Quand on se sait plus quoi faire, on a tendance à faire n'importe quoi. Ou à en faire trop. Cela s'appelle le désarroi. » Ainsi écrit le journaliste Alain Genestar dans un article sur la démagogie (11). En politique, où tant de choses se font suivant les émotions, savoir comment ne pas réagir à une provocation ou à une impulsion aiderait à atténuer la souffrance humaine. Après une série d'attentats à Jérusalem et à Tel-Aviv, un journaliste israélien a écrit dans un prestigieux quotidien : « Nous nous foutons de ce qu'ils [la classe politique] font, le plus important c'est qu'ils fassent quelque chose (12). » Sans doute exprimait-il ainsi les sentiments de beaucoup de ses compatriotes. Quelques mois plus tard, après encore d'autres atrocités commises contre sa population, Israël lança l'opération

11. « Appel à l'intelligence », dans le *Journal du dimanche* du 16 février 1997.
12. Ofer Shelah, dans le journal *Ma'ariv* et cité dans le *International Herald Tribune* du 6 mars 1996.

Raisins de la colère au sud du Liban, qui causa un grand nombre de morts et de blessés, ainsi que d'importants dégâts matériels. L'opération n'a eu aucun succès militaire ou politique, ni à court terme ni à long terme. Au contraire : la situation a empiré en Israël et ailleurs au Moyen-Orient. Je ne sais pas si le journaliste qui avait exprimé le souhait qu'ils fassent quelque chose a regretté son souhait. D'ailleurs, il est curieux de voir combien de fois on souhaite que quelqu'un d'autre fasse quelque chose, peut-être en espérant rejeter ainsi sur l'autre toute la responsabilité de la situation à laquelle nous sommes confronté. Ce qui est sûr, c'est que nous continuerons à vouloir faire quelque chose et à vouloir donner l'impression de faire quelque chose, malgré les plus affreux résultats de cette double volonté.

Laisser couler les choses et laisser les autres tranquilles sont des moyens fort puissants pour changer le monde et changer les autres. A l'origine d'une bonne partie de nos problèmes actuels se trouvent nos efforts volontaires de changer ou de dominer ce qu'il est impossible de changer ou de dominer. Nous ne devrions pas abandonner le recul désintéressé, de peur de sembler indifférent ou cruel. Il est parfaitement possible d'être passionné et compatissant sans être envahissant ou dominateur. Il se peut que le parent qui laisse pleurer son enfant soit aussi sage, ou même plus sage encore, que celui qui essaye de le consoler. Il est évident que chaque situation doit être évaluée sans préjugés ni dogmatismes. Cependant, après avoir renoncé à toute envie de dominer des gens et des situations, vous serez sans doute étonné de voir à quel point ne rien faire est la meilleure politique.

J'aime dire qu'il y a plusieurs types de « rien ». C'est une façon de se rappeler que tout dépend de la circonstance et du contexte de chaque situation, ainsi que de l'interprétation qu'on donne au « non-faire ». Ne rien faire serait donc la bonne chose à faire si la situation l'exige, et si vous savez comment ne rien faire.

Avant que vos réactions ne s'améliorent jusqu'à ce que vous arriviez à un « non-faire » salutaire, il se peut qu'elles empirent lorsque vous aurez acquis la conscience de vos réactions habituelles et de leurs effets. J'ai déjà parlé de la confusion et du désarroi dans lesquels on peut se trouver à cause d'un changement profond. Pour surmonter la gêne d'une première prise de conscience de soi, le professeur doit être assez adroit et rassurant, et l'élève humble et persévérant. Un élève ingénieux s'amusera des découvertes engendrées par sa perception sensorielle lorsqu'elle devient plus juste qu'auparavant. Sentir des nouvelles sensations – et même s'apercevoir pour la première fois que vous avez tort – pourrait devenir source de plaisir. Alexander disait à ses nouveaux élèves : « Ne venez pas chez moi à moins que, lorsque je vous dis que vous avez tort, vous ne preniez la décision de sourire et d'en être content (13). »

Les gens veulent avoir raison, sentir qu'ils ont raison (ce qui n'est pas la même chose), et donner l'impression au monde qu'ils ont raison (ce qui ne dépend ni du fait d'avoir raison, ni du fait de le sentir). A mon avis, il n'y a absolument rien qui puisse augmenter votre amour-propre plus que de vous libérer de la triple peur d'avoir tort, de sentir que vous avez tort ou d'être vu comme ayant tort. En effet, certains « alexanderiens » expérimentés aiment désamorcer des conflits en admettant avoir tort, même quand ils sont entièrement sûrs d'avoir raison.

Un homme dans la rue, inattentif et maladroit, me bouscule. Je lui dis : « Excusez-moi. » Il est fort probable qu'il devienne alors parfaitement civil – désarmé pour ainsi dire. Et si jamais ce n'est pas le cas ? Tant pis. Vous n'avez pas besoin d'être apathique ou obséquieux ; vous pourriez prendre la responsabilité d'un tort, vrai ou prétendu, d'un air discrètement sûr de vous. De toute façon, admettre qu'on a tort est infiniment plus agréable qu'en avoir peur.

---

13. *Articles and Lectures,* p. 204.

Au départ, quand vous prenez conscience des différentes manifestations du mauvais usage que vous faites de vous-même, vous risquez d'être découragé par l'apparente énormité de vos défauts, puisque chaque geste et chaque action vous semblent alors imparfaits. Cette énormité est d'ailleurs bien exagérée par une perception sensorielle devenue aiguë pour la première fois de votre vie. Vous vous asseyez et vous vous levez mal, vous marchez, parlez et respirez mal, vous travaillez et vous amusez mal, vous faites l'amour et vous dormez mal. Plus vous vous efforcez de bien faire, moins vous y arrivez.

Vous avez entrevu un idéal, et alors vous avez fort envie de l'atteindre. Pourtant, la technique Alexander n'a pas pour objet une destination, mais plutôt un voyage. L'important n'est pas la distance à parcourir, ni celle qui a déjà été parcourue. La seule chose à vous attacher, c'est d'être sur la bonne route. Une fois sur cette route-là, vous vous libérerez de l'inquiétude d'avoir tort ou de mal faire, et vous jouirez alors d'avoir tort ou simplement d'être imparfait.

9. La technique Alexander et les thérapies

A la lumière de ce que j'ai écrit jusqu'ici, plusieurs questions se posent naturellement au sujet de la relation entre la technique Alexander et la psychologie. Les principes de la technique sont-ils compatibles avec ceux de la psychanalyse et d'autres formes de psychothérapie ? La technique peut-elle éliminer le besoin d'une thérapie ? Inversement, une thérapie pourrait-elle éliminer le besoin de la technique Alexander ?

Je crois qu'il est pratiquement impossible d'évaluer un ensemble de principes indépendamment de la façon dont ils sont pratiqués. Le terme « technique Alexander » couvre autant de pratiques différentes qu'il y a de praticiens. Deux professeurs formés en même temps, à la même école, resteront distincts dans leurs croyances, leurs capacités, leurs buts et leurs méthodes. C'est inévitable et largement souhaitable. Cela s'applique également à la psychanalyse et à toute autre école de pensée humaine.

Le professeur d'Alexander n° 1 travaille d'une façon parfaitement complémentaire à celle du psychanalyste n° 2. La pratique du professeur d'Alexander n° 3, par contre, contredit carrément celle du psychanalyste n° 4. La technique et la psychanalyse sont-elles alors compatibles ou contradictoires ? Cela doit être déterminé individuellement, selon le professeur, le thérapeute, l'élève, le client, et leurs besoins et souhaits respectifs.

Plusieurs élèves en technique Alexander cherchent un professeur parce qu'ils croient avoir un problème « physique » pour lequel cette technique pourrait être une solution. Les patients d'un thérapeute en cherchent un pour résoudre un problème qu'ils considèrent comme « mental ». Or, j'ai déjà montré qu'une telle distinction entre « physique » et « mental » n'existe pas, et que la technique Alexander touche la personne tout entière. (Les analystes et autres thérapeutes soutiendront sans doute, eux aussi, le même point de vue.) Même si nous acceptons cela comme axiomatique, une question subsiste : n'y a-t-il pas d'état mental hors de la portée de la technique Alexander ?

La réponse la plus simple est oui ; mais à condition d'aborder la question sous plusieurs aspects. Le docteur Wilfred Barlow, qui était professeur certifié de technique Alexander ainsi que médecin rhumatologue, s'est penché sur la relation entre la technique et les problèmes psychologiques. « Je n'ai jamais vu une personne névrosée qui n'avait pas d'habitudes de comportement dystoniques [c'est-à-dire dont l'usage de soi était mauvais] (14). » Nous pourrions soutenir (avec l'aide de William James) que, jusqu'à un certain point, la névrose est synonyme de mauvais usage de soi. Eliminer le mauvais usage

14. Wilfried Barlow : *The Alexander Principle* (le Principe Alexander) (Victor Gollancz, Londres, 1991), p. 129.

pourrait donc souvent atténuer la névrose, et l'enrayer dans plusieurs cas.

Le mauvais usage de soi est également présent dans des états psychologiques plus graves que la névrose. Ces états-là sont aussi affectés par un changement dans l'usage de soi, mais il se peut qu'un tel changement ne soit pas suffisant. Dans de tels cas, la technique peut éventuellement être un support très riche à une thérapie, sans pour autant la replacer. Il y a des élèves en technique Alexander qui, ayant suivi une thérapie en même temps que leurs cours d'Alexander, ont attribué à la technique un rôle important dans le succès de leur thérapie.

J'ai déjà remarqué que, pour les élèves d'Alexander, il est parfois nécessaire et inévitable que les choses empirent avant de s'améliorer. Il se peut que certains, parmi ces élèves, soient incapables de faire face aux découvertes d'une perception sensorielle subitement aiguisée. Il y a un décalage constant entre ce que nous faisons et ce que nous croyons faire, ainsi qu'entre ce que nous sommes et ce que nous croyons être. La technique Alexander vous rend d'abord conscient de ce décalage-là, pour ensuite le réduire de plus en plus. Pour certains – les psychotiques, par exemple – la conscience du décalage et les changements d'équilibre, de coordination et de perception qui en sont la conséquence pourraient être trop perturbants.

En bref, la technique Alexander peut altérer fondamentalement un état psychologique ; elle peut être complément d'une thérapie, et elle peut être potentiellement nuisible dans quelques cas (15).

La dynamique des changements psychologiques dans les leçons d'Alexander diffère de celle qui caractérise les thérapies. Un professeur de technique Alexander reçoit souvent les confidences intimes d'un élève, mais elles ne sont pas nécessaires pour que ce dernier apprenne les bases de la technique. En

15. Je note en passant que cela ne remet absolument pas en cause la technique Alexander ; les psychoses sont extrêmement difficiles à soigner, même par les moyens les plus efficaces.

effet, à moins que le professeur n'ait reçu une formation professionnelle de psychothérapeute, il devrait soit décourager ces confidences d'une manière ou d'une autre, soit les écouter sans y réagir. Le travail pédagogique de tout professeur est plus efficace lorsque thérapie et confession ne s'en mêlent pas.

Les buts et les moyens de la technique Alexander, comme elle est pratiquée par la majorité (mais non pas par la totalité) des professeurs, sont donc différents des buts et des moyens de la psychanalyse et d'autres méthodes thérapeutiques telles qu'elles sont pratiquées par la majorité (mais non pas par la totalité) des thérapeutes. Les changements psychologiques subis par un élève d'Alexander sont peut-être plus proches de ceux subis par un disciple de Krishnamurti ou d'un maître zen que de ceux subis par le patient d'un psychanalyste. Ces changements ne sont pas le résultat d'une exploration approfondie de l'enfance, des relations familiales, de la sexualité ou des rêves, mais plutôt l'aboutissement d'une expérience immédiate ici et maintenant. Hier vous n'« alliez pas vers le haut », ce qui caractérisait largement votre personnalité. Aujourd'hui, dans ce moment précis, vous « allez vers le haut », et cela caractérise celui que vous êtes devenu.

Un de mes élèves, qui était souvent déprimé, s'est plaint un jour de ce que, même s'il se sentait merveilleusement bien en sortant de ses leçons, il retombait tôt ou tard dans la dépression. La fugacité des changements psychologiques que mon élève subissait au cours d'une leçon ne nie pas que la technique Alexander entraîne de profonds changements psychologiques ; la preuve en est qu'à la fin de chaque leçon mon élève était tout à fait transformé. Peu de psychothérapeutes sérieux se permettent de promettre des changements rapides et permanents ; les professeurs de technique Alexander ne peuvent guère en promettre plus.

Si la technique peut, dans certains cas, éliminer le besoin d'une thérapie, une thérapie ne pourrait-elle éventuellement pas éliminer le besoin de leçons de technique Alexander ? Je décris ailleurs une leçon d'Alexander où je soutiens que, puisque corps et esprit sont inséparables, il devrait être possible pour quelqu'un de se rapprocher de l'idéal « alexanderien » non pas grâce au toucher d'un professeur, mais plutôt en changeant certaines habitudes et attitudes mentales. Possible, certainement, mais seulement avec les plus grandes difficultés, à cause du cercle vicieux de la fausse perception sensorielle et du mauvais usage de soi. « Les moments de compréhension de soi que vous aurez éventuellement dans des états perturbés d'usage de soi ne sont pas nécessairement fiables », écrit le docteur Barlow (16). Je ne discute absolument pas l'énorme valeur de la psychothérapie, qui a fait tant de bien à tant de monde ; je souhaite simplement attirer l'attention sur ses limites dans certaines situations, ce qui est d'ailleurs aussi le cas de la technique Alexander.

Pour résumer une discussion couvrant plusieurs aspects, la psychothérapie et la technique Alexander ont des limites différentes et jouent des rôles qui peuvent être complémentaires, répétitifs ou contradictoires, selon chaque situation particulière.

Pour certains observateurs, la technique Alexander serait apparentée au conditionnement classique, et peut-être aussi aux thérapies du comportement. Pourtant, comme nous avons vu dans le chapitre III, la technique diffère fondamentalement du conditionnement classique. Le chien pavlovien du lieu commun salive en entendant la sonnerie. Un chien « alexanderien », s'il existait, aurait entendu la sonnerie sans réagir immédiatement, choisissant après un moment de saliver ou pas.

Le lexicologue anglais H. W. Fowler a traité brièvement de la différence entre instinct et intuition. « Bien qu'en tant que facultés les deux s'opposent à la raison, écrit-il, l'intuition est l'attribut par lequel les dieux et les anges, les saints et les génies se montrent supérieurs au besoin de raisonner, alors que l'instinct est le don par lequel les animaux sont compensés de leur

---

16. *Op. cit.*, p. 139.

incapacité à raisonner. » Fowler cite ensuite l'essayiste et poète anglais Joseph Addison : « Nos supérieurs sont guidés par l'intuition, et nos inférieurs par instinct (17). »

Je crois que la technique Alexander, si elle ne nous métamorphose pas en dieux et en anges, nous aide du moins à dépasser la condition de l'animal qui salive au tintement d'une sonnerie. Alexander nomma la faculté de l'inhibition « l'héritage suprême de l'homme », intitulant ainsi le premier de ses quatre livres. Si nous le faisons comme Alexander l'avait conçu, inhiber c'est décider nous-même comment réagir dans chaque situation et avoir la capacité d'exécuter nos propres décisions. Cela est sans doute la plus profonde source de pouvoir individuel et de bien-être émotionnel.

Liz, 42 ans, cadre

Il y a quelques années, une opération a mis fin à des années de douleur. Grâce à l'opération, je me suis sentie d'un coup renouvelée, plus vivante que depuis très longtemps. Cependant, j'ai pensé alors que les années de maladie avaient affecté ma posture. Je me suis également dit que la santé devrait être beaucoup plus que l'absence de maladie. J'ai donc pris la décision de prendre des cours de technique Alexander.

J'ai consulté un professeur de technique Alexander en souhaitant améliorer ma posture et diminuer la tension dans ma vie. Au cours des leçons, je me suis étonnée des effets de la technique sur mon état mental. Des événements extérieurs à moi m'avaient toujours incitée à un réflexe habituel d'anxiété : peur de commettre des erreurs, peur de l'échec et de la réussite, peur de ne pas être aimée, peur d'être quelque part responsable pour « les millions d'affamés » ou la disparition des forêts tropicales... et tant d'autres peurs. Au même moment où j'ai éprouvé la disparition de tension, j'ai abandonné toutes ces peurs, et – ce qui continue de m'étonner – j'ai survécu saine et sauve !

17. H. W. Fowler : *Modern English Usage* (l'Usage moderne de l'anglais) (Clarendon Press, Oxford, 1968), p. 295.

Je me sens enfin puissante, totalement responsable de moi-même. Au lieu de réagir avec angoisse au monde qui m'entoure, je vois maintenant les possibilités infinies d'autoaffirmation, d'amour, d'accomplissement. Je dois dire que la conscience du pouvoir que j'ai sur ma propre existence, aussi positive soit-elle, a été émotionnellement accablante dans un premier moment.

Grâce à cette nouvelle capacité, je peux mettre de l'espace, pour ainsi dire, entre moi et des personnes ou situations qui m'auraient semblé menaçantes autrefois. Face à une situation stressante, je ne réagis qu'après un petit moment de délibération. Je décide de mes réactions. Je suis comme ancrée à un centre de gravité. Rien ne peut endommager l'essence de mon être.

Je ne me sens plus responsable pour la façon dont les autres réagissent à mes actions. Grâce à ce recul, je peux comprendre quelqu'un ou partager ses souffrances, je peux agir d'une façon constructive vis-à-vis de lui, mais je peux surtout rejeter le fardeau de responsabilité dont la conséquence habituelle aurait été de nuire aux autres plutôt que de les aider. Ma nouvelle conscience de moi-même semble avoir des effets positifs sur les événements autour de moi. Mes relations personnelles ne sont plus fondées sur les effets que les autres ont sur moi. Maintenant, je cherche à comprendre leur perception de la réalité telle qu'elle est reflétée dans leurs mots et leurs actions. En les voyant de cette manière, je me penche plus facilement sur ce qui nous rapproche que sur ce qui nous éloigne.

Je me sens couverte de sérénité. En marchant dans la rue, je me surprends en train de sourire sans en savoir la raison. Mes processus mentaux ont gagné en fluidité et en adaptabilité, ce qui me permet de gérer les changements avec davantage d'aisance. Dans ma conscience de moi-même, il me semble avoir un mélange de « transcendance spirituelle » et d'énergie animale. Il n'est plus question de distinction entre « corps » et « esprit ». Il n'y a qu'un seul être, qu'une seule conscience – un organisme qui vit harmonieusement, libre de tout jugement de « juste » et de « faux », de « moral » ou « immoral ». La vie n'est que « la vie ». Adieu Descartes, et merci F. M. Alexander.

CHAPITRE VI
Santé et bien-être

1. Je l'ai vécu…

a) Douleur et humiliation

« Quatre heures du matin. Je me réveille allongé sur mon côté, découvert, nu et transi. Les infirmières se préparent à me retourner pour la troisième fois cette nuit. En retournant un patient, elles empêchent ainsi qu'il développe des plaies et des contusions à force de reposer trop longtemps sur la même partie de son corps. Les deux infirmières se placent chacune d'un côté de mon lit, saisissent dans leurs mains le drap sur lequel je suis étendu, et me lèvent en me tirant jusqu'au bord du lit – véritable précipice – tout en me pliant dans la position fœtale. Ma poitrine placée contre son corps, la première infirmière donne une secousse au drap vers le haut, me tournant ainsi vers l'arrière et vers la deuxième infirmière. Pendant un moment interminable, tout mon poids repose sur le creux dans mon dos dont le chirurgien a arraché un disque dix jours plus tôt. La douleur est stupéfiante, et je crie lorsque la deuxième infirmière m'empêche de tomber au sol en levant le drap de son côté d'un coup rapide et abrupt. L'autre infirmière me recouvre, et je soupire avec soulagement. J'essaye de dormir une heure ou deux avant qu'elles ne reviennent pour tout recommencer – douze fois par jour pendant deux semaines.

« Je souhaite vous raconter un conte moral sur les dangers de foncer droit au but et de faire un mauvais usage de soi, en espérant que mon histoire sera utile à quiconque s'intéresse à la technique Alexander.

b) Genèse d'un problème

« Enfant, j'étais mal coordonné et avais des kilos en trop. Je manquais de confiance en moi et devenais assez pataud quand je me sentais sous pression. Cette maladresse et la gêne qu'elle me causait furent, plus tard, au cœur des efforts que je fournissais – à n'importe quel prix – pour exceller dans tout ce qui était physique.

« J'eus ma première fracture à l'âge de 12 ans, en jouant au football américain. Alors, quand je respirais ou en tournant mon torse, je sentais comme si quelqu'un avait enfoncé un couteau entre mes omoplates et le remuait dans la plaie. A l'époque, la coutume était de continuer à s'entraîner malgré la douleur (il continue à en être ainsi chez beaucoup de monde). J'ai simplement continué à jouer, et la douleur a disparu peu à peu.

« Je me souviens de ma mère, qui souffrait depuis longtemps de sciatique, me recommandant de lever des objets lourds avec l'aide de mes genoux et non pas de mon dos. Le conseil était excellent, mais le modèle médiocre : ma mère levait des objets lourds en contractant ses bras et la partie inférieure de son dos, comme d'ailleurs tout le monde autour de moi. Ignorant le conseil, j'ai imité le modèle et continué à lever et à déplacer des poids importants sans prendre en considération le bien-être de mon dos.

« J'ai foncé droit au but tout au long de mon adolescence, en faisant de cette manière un mauvais usage de moi-même. Travaillant sur un chantier à l'âge de 13 ans, j'essayais par exemple de dépasser des hommes plus âgés, plus costauds et plus expérimentés que moi. Maître nageur sauveteur à la plage, je faisais à moi seul le boulot normalement réservé à une équipe de trois hommes, dans le but inavoué – je l'imagine aujourd'hui – d'impressionner quelques jeunes femmes.

« Adolescent, j'avais toujours des kilos en trop tout en étant actif à l'excès. A partir de 15 ans, le lourd fardeau autour de ma taille me faisait subir des douleurs constantes, amoindries seulement quand je perdais du poids et faisais des exercices pour donner du soutien à ma colonne. J'ai également essayé d'alléger mes douleurs en faisant des étirements d'une façon plutôt sévère, sans savoir que de tels exercices comprimaient davantage les disques de l'épine dorsale. Les disques irritaient alors les nerfs, qui envoyaient des messages à mon cerveau pour geler les muscles et protéger la colonne – des messages que j'ai dû ignorer.

c) La crise

« Quand j'atteignis la vingtaine, j'ai étudié les arts du cirque et du théâtre. J'ai appris à jongler avec des balles, des gourdins massues, des torches, des couteaux, des raquettes de tennis et toutes sortes d'objets. J'ai appris à faire du monocycle, à courir sur des échasses et à avaler des torches flambantes. J'ai découvert alors que, si je m'entraînais assez longtemps à une activité quelconque, mes muscles retrouvaient le rythme de l'activité. J'obtenais ainsi de bons résultats, mais la répétition constante d'un même geste et la tension excessive allaient me coûter cher un jour.

« Moins d'un an après avoir acquis ces techniques, j'ai commencé à gagner ma vie en me produisant sur scène. Dans le but d'obtenir des résultats immédiats, j'ai négligé le long processus d'apprentissage discipliné et intelligent. Sur scène, je me forçais souvent à réussir par n'importe quel moyen. Parfois cela était nécessaire : une technique mal exécutée peut coûter la vie à un jongleur. Tomber d'un monocycle d'un mètre et demi de hauteur fait mal, de même que rattraper une torche flambante par le mauvais bout. Paradoxalement, en ne faisant pas d'erreurs dans mes tours, je demandais beaucoup trop à mon corps – une erreur plus grave que celles que j'essayais d'éviter. Je me trouvais en parfaite forme et, pourtant, mes épaules et mon dos étaient incroyablement contractés.

« Au fil des années, j'ai essayé de résoudre mes problèmes de dos à l'aide de diverses pratiques, telles que le yoga (que j'ai trouvé difficile à incorporer à ma vie quotidienne), le massage et la chiropraxie qui me soulageaient à court terme sans pour autant aller jusqu'à la cause première du problème.

« Il y a quelque huit ans, un ami m'a offert un livre sur la technique Alexander. J'étais impressionné par la logique assez simple de ce que j'y lisais : l'usage que l'on fait de quelque chose détermine son fonctionnement, dans le présent ainsi que dans l'avenir. Puisque j'avais beaucoup de douleurs, j'étais ouvert à l'idée d'apprendre à faire un meilleur usage de moi-même, tout en espérant qu'un tel usage diminue mes douleurs. J'ai pris quelques cours après avoir lu le livre, mais j'ai dû les interrompre lorsque je suis parti au Japon avec mon spectacle.

« Dans l'avion, j'eus très mal à la partie inférieure de mon dos. Pour la première fois, j'eus également mal à ma jambe gauche. J'ai cru alors que les douleurs étaient dues au fait de rester assis trop longtemps dans un avion bondé. En arrivant au Japon j'ai eu une journée extrêmement chargée et ne suis allé me reposer – dans un état épouvantable – que de très longues heures plus tard. Pendant mon spectacle, le lendemain, j'ai ressenti un déclic aigu dans mon dos. Après le spectacle, j'ai senti des fourmillements dans mes deux jambes. J'ai essayé de diminuer mon malaise à l'aide de compresses, de bains chauds, de massages et d'étirements. Les symptômes persistaient, mais j'ai néanmoins pu finir ma tournée. De retour à Paris, je suis allé voir plusieurs spécialistes, y compris un chiropracteur, un kinésithérapeute, un neurochirurgien et d'autres encore.

« J'ai reçu des conseils tels que boire de l'eau pour faire gonfler les disques, réchauffer mon dos, le refroidir, le faire manipuler… Aujourd'hui, je vois que le meilleur conseil que j'ai reçu était de *ne rien faire :* prendre des congés, m'allonger, laisser mon dos se guérir de lui-même. Cependant, j'avais un autre contrat pour partir au Japon, et peu de temps après je me suis retrouvé sur scène. Grâce à un mélange de réchauffements en douceur, de repos et de massage, j'ai pu finir la tournée sans aggraver mon état de santé, mais la douleur et les picotements persistaient toujours.

« De retour à Paris une fois encore, il me devenait de plus en plus difficile d'utiliser ma jambe gauche, et je suis finalement allé consulter un neurologue. Après m'avoir examiné, il m'a demandé de prendre rendez-vous l'après-midi même avec un chirurgien dans un grand hôpital parisien. M'examinant à son tour, le chirurgien m'a suggéré d'aller me préparer pour subir une opération sur mon épine dorsale le lendemain même. Il m'a expliqué que l'opération devrait libérer rapidement mes nerfs spinaux, ce qui restaurerait – peut-être – la force de ma jambe. Sans l'opération, je boiterais pour le reste de ma vie et je risquais, en plus, de perdre le contrôle de mes fonctions urinaire et sexuelle.

« Traumatisé par ce qu'il m'avait dit, j'ai voulu entendre d'autres opinions médicales le plus vite possible. Toutes les personnes que j'ai consultées étaient absolument claires : sans l'opération, je serais condamné à boiter. La pression excessive endommageait les nerfs, et le seul espoir de récupération, quoique partielle, était d'arrêter la pression sur mes nerfs le plus tôt possible en enlevant le disque qui avait fait une hernie.

« Après l'opération, j'ai passé deux semaines à l'hôpital, subissant alors les douloureuses humiliations que j'ai déjà décrites. L'opération est assez commune chez les personnes qui ont fait un mauvais usage d'elles-mêmes pendant quelque soixante ans, mais en arriver à cet état à l'âge que j'avais alors (25 ans) exige plus d'efforts. Plus que la douleur et la paralysie que j'avais subies, mes expériences à l'hôpital m'ont aidé à concentrer toutes mes énergies sur l'usage que je devrais faire de moi-même pour ne jamais me retrouver dans une situation pareille.

« Malheureusement, je n'avais pas encore appris ma leçon. Alliant l'enthousiasme à la stupidité, je me suis dépensé imprudemment et précocement après mon opération, prolongeant ainsi ma récupération de plusieurs mois. Après six mois – le délai prévu par les médecins – je pouvais à peine rester assis pendant quinze minutes. Travailler sur scène était bien évidemment hors de question !

d) Découverte d'une nouvelle voie

« Une fois mes réserves financières épuisées, j'ai été obligé d'accepter un emploi physiquement moins exigeant. Le changement de carrière m'a déplu. Néanmoins, mon nouveau poste me garantissait des revenus réguliers, me permettant ainsi de prendre des cours suivis de technique Alexander. J'ai vite appris que j'étais dans un état bien pire que je ne le croyais. J'étais musclé, donnant l'impression d'être en forme ; pourtant, à l'intérieur, j'étais plein de tension, de rigidité et d'anciennes fractures et foulures que j'avais trop longtemps ignorées. J'avais fait un mauvais usage de moi-même pendant des années avant d'être rendu incapable par la douleur ; je réalisais finalement qu'il me faudrait plus que quelques leçons pour désapprendre les habitudes qui m'avaient poussé à en prendre.

« Si vous faites une chose fausse pendant une période suffisamment longue, elle finit par vous sembler juste, et non pas fausse. Ce qui est vraiment juste vous semble alors faux. Lors d'un de mes premiers cours de technique Alexander, mon professeur m'a mis dans une position assez bizarre : j'étais équilibré sur mes orteils, mon épaule gauche penchée vers l'avant, ma poitrine poussée vers l'arrière. Cependant, après la leçon plusieurs de mes douleurs ont commencé à fondre, et je me suis aperçu rétrospectivement que la nouvelle position était en fait une bonne façon de me tenir debout, malgré l'inconfort que j'éprouvais.

« J'ai découvert ensuite que l'origine d'une douleur quelconque ne se trouvait que rarement là ou je ressentais la douleur elle-même. Je me suis rendu compte que mes maux de tête étaient la conséquence des tensions dans mon cou. Je croyais que les tensions dans mon cou étaient dues aux tensions chroniques de mon épaule, mais j'ai bientôt découvert que le problème dans mon épaule était lié à une vertèbre déplacée dans mon épine dorsale. Je ne me suis rendu compte du déplacement de la vertèbre qu'au moment où j'ai recommencé à respirer pleinement; respirer de cette manière me faisait mal aux côtes, qui avaient été gelées durant des années. Il m'a fallu plusieurs années de leçons avant de comprendre qu'à l'origine ultime de mes douleurs était une vieille fracture dans la partie centrale de mon dos. Au stade initial de mes cours, je ne sentais même pas cette fracture ni ses effets. Peut-être s'agissait-il de la première fracture que j'avais eue en jouant au football dans ma jeunesse.

« Je comprends maintenant que j'avais développé des mécanismes de compensation autour des fractures – en gelant mon épaule dans une position peu naturelle, par exemple. Ces mécanismes cachaient la douleur tout en créant de nouveaux problèmes ailleurs dans mon corps. Au moment où j'arrêtais de compenser, je subissais parfois de nouvelles douleurs, qui me semblaient pourtant assez saines : la douleur qu'on éprouve en bougeant normalement après une longue immobilisation dans une mauvaise position.

« Tout au long de ma vie, j'avais utilisé de la force physique ou mentale pour obtenir des résultats. Au départ de mon éducation "alexanderienne", mes sensations alternaient entre le plaisir des cours et la douleur des efforts que je faisais pour remettre ma tête et mon cou dans la soi-disant "bonne position". Celui qui a l'habitude de foncer droit au but trouve difficile de désapprendre, et moi qui avais toujours foncé droit au but j'ai fini par forcer un processus alors qu'il s'agissait de ne surtout rien forcer – en tenant ma tête dans une position rigide au lieu de la laisser trouver son port naturel. Tenté à plusieurs reprises d'abandonner mon apprentissage, je n'ai persisté que grâce à la joie physique que je ressentais pendant les cours, et que je ne reproduisais qu'occasionnellement à la maison, quand je m'allongeais sur mon dos sans rien faire d'autre que de me donner des directions.

e) Des résultats pratiques

«L'apprentissage de la technique Alexander, aussi long et frustrant soit-il, donne des résultats étonnants. Ce que mes amis et ma famille ont trouvé le plus frappant a été l'amélioration de ma posture et l'augmentation de ma taille. Pendant un an après le début de mes leçons, des vieux amis remarquaient tout le temps combien j'avais grandi depuis la dernière fois que l'on s'était vu. Je ne sais pas si ma taille était vraiment plus grande, ou si je donnais l'impression d'avoir grandi à cause de mon nouveau port.

«Je jouis d'une excellente santé depuis six ans, n'ayant raté que quatre jours de travail à cause de telle ou telle maladie. Je crois que la raison principale pour laquelle j'évite de tomber sérieusement malade c'est le bon usage que je fais de moi-même, et grâce auquel je laisse mon corps se servir de sa capacité d'autorégénération. La douleur est bien souvent le résultat direct de l'usage que je fais de moi-même : alors, je peux décider de continuer à faire un mauvais usage de moi-même et avoir mal quelque part dans mon corps, ou d'améliorer mon usage et diminuer ou éliminer la douleur. Mieux encore, je peux pratiquer la prévention, évitant entièrement la douleur. Cela, je le fais en me ralentissant, en inhibant et en dirigeant mon organisme.

«Mon succès le plus récent avec la technique a été en sports d'hiver. Je n'avais pas fait de ski depuis dix ans, et je m'inquiétais de la possibilité de me blesser à nouveau. Malgré mon appréhension, j'ai trouvé qu'en dirigeant ma tête vers l'avant et vers le haut, et mon dos vers l'arrière et vers le haut, j'étais capable de skier avec plus d'aisance que je ne l'avais fait pendant ma jeunesse. Je sentais que je m'éloignais de la montagne en skiant, au lieu de m'enfoncer dedans. Ma vitesse n'avait pas changé ; pourtant, dans mon esprit, tout paraissait aller plus doucement. Cela m'a permis de voir le terrain – qui varie sans cesse – plus clairement, et d'anticiper les événements et les éventuels défis qui se présentaient à moi : les arbres, d'autres skieurs... J'étais moins en forme que dix ans plus tôt, quand j'avais skié pour la dernière fois. Cependant, l'expérience de skier avait changé ; ce n'était plus une bataille ardue contre mes skis, la descente étant devenue détendue et fluide.

« La technique m'a appris que je dois parfois ralentir pour aller vite dans de meilleures conditions. Je prends quelque quinze minutes chaque jour à l'heure du déjeuner pour m'allonger sur mon dos et travailler sur mes directions, ce que je trouve bien préférable à boire trop de café ou à prendre de longues heures pour déjeuner. Je ne m'endors pas quand je m'allonge au bureau ; au contraire, je me lève prêt à m'occuper de mes affaires, avec une sensation de revigoration que mes anciens compagnons, le café et l'adrénaline, ne m'avaient jamais procurée. Je travaille dans l'industrie des dérivés du pétrole, et le stress du marché et des téléphones qui sonnent sans cesse n'est pas toujours compatible avec un bon usage de soi. Il m'arrive bien évidemment de m'utiliser assez mal au bureau ; néanmoins, j'ai maintenant des outils qui me permettent de restaurer l'équilibre et la stabilité naturels de mon corps.

« Paradoxalement, en diminuant le rythme de ma vie professionnelle j'ai augmenté mes revenus. Quand on fait des choses à la dernière minute, on est forcé de foncer droit au but et de mal achever des projets. Maintenant, j'inhibe mon désir d'utiliser mon temps à faire des choses sans importance, et je suis plus à même d'accomplir mes tâches d'une façon intelligente et économique. Autrefois, je recevais des louanges pour telle ou telle chose que j'avais accomplie en fournissant des efforts surhumains. Aujourd'hui, mon but n'est pas d'accomplir plus qu'un d'autre, mais plutôt de m'utiliser bien tout en menant une vie pleine et équilibrée, à la fois active et sereine.

« Emotionnellement, je trouve que mon besoin de forcer les choses a disparu. J'ai arrêté de m'inquiéter de ce qui m'arrive dans ma vie, étant devenu ainsi plus à même de gérer chaque situation ; je choisis souvent de me détendre au lieu de me contracter. Inhiber le réflexe de se battre ou de s'enfuir est un préalable à toute réponse mesurée aux stimulations de la vie. Rester "vers le haut et vers l'arrière" dans une crise revient à "ne pas perdre sa tête".

« La technique Alexander a fait de mon corps un lieu beaucoup plus confortable à habiter. Elle m'a donné la joyeuse expérience de respirer librement et d'*être,* tout court. Je n'y cherchais que la solution à un problème physique – ce que la technique m'a apporté – mais j'y ai trouvé en plus des outils pour développer mon esprit et mon âme. J'en suis profondément reconnaissant. »

EDWARD, 32 ANS, CADRE ET ÉCRIVAIN.

2. La douleur

Il n'existe pas deux vies absolument semblables. En effet, chacune est unique – de par les expériences vécues, les personnes rencontrées, les sensations et les sentiments éprouvés et exprimés. La vie d'Edward est donc extraordinaire et originale – tout comme la mienne ou la vôtre d'ailleurs. Pourtant, ses expériences, quoique uniques, ont également une certaine résonance universelle. Son histoire personnelle, l'essence de ses problèmes et les démarches qu'il a faites pour essayer de les résoudre sont toutes assez communes chez les gens qui ont cherché l'aide de la technique Alexander.

Derrière chacune des observations d'Edward, nous allons trouver un principe général qui se manifeste dans les vies de milliers d'hommes et de femmes. Bref, son témoignage est une étude inestimable sur les applications de la technique Alexander à la santé et au bien-être.

Chaque élève de technique Alexander a ses raisons bien à lui d'aller consulter un professeur. Néanmoins, de nombreux élèves commencent leurs cours parce qu'ils souffrent de troubles musculaires et du squelette, plus précisément parce qu'ils souffrent de différentes douleurs physiques pouvant relever de diverses causes : tendinite, arthrose, ostéoporose, effets d'une opération ou d'un accident, défaut de naissance... et une douzaine d'autres causes encore. Dans le cas d'Edward, la cause immédiate de ses douleurs était apparemment une hernie discale.

On dit souvent que la douleur est un grand professeur. Elle est bien évidemment une stimulation assez puissante à l'analyse de soi, à la recherche du changement et du développement personnel. Cela dit, il n'est pas du tout nécessaire de souffrir pour aller prendre des cours de technique Alexander. Plusieurs élèves arrivent à leur première leçon complètement libres de toute douleur ou de tout problème de santé, sans que cela les empêche de profiter de leurs cours. De fait, l'idéal serait pour toute personne d'étudier la technique bien avant de commencer à souffrir des effets du mauvais usage de soi, et de l'utiliser pour *prévenir* les problèmes de santé plutôt que pour les guérir. Edward a foncé droit au but trop longtemps, et le mauvais usage qu'il a fait de lui-même lui a coûté assez cher. S'il avait déjà appris dans sa jeunesse comment inhiber l'habitude de foncer droit au but et comment diriger son organisme correctement, il aurait évité de subir toutes les souffrances et humiliations qu'il a décrites dans son témoignage.

Je parle de la prévention et de la guérison avec une certaine hésitation. La technique Alexander n'est pas strictement une méthode thérapeutique ; elle est plutôt **pédagogique** dans son essence, et la relation entre un professeur et son élève n'est pas du tout comme celle entre un thérapeute et son patient. Je ne peux pas guérir ou faire guérir Edward, mais je peux l'aider à acquérir une certaine conscience de l'usage qu'il fait habituellement de lui-même, et je peux lui enseigner quelques manières de changer ses habitudes. Plus exactement, je peux l'aider à arrêter de faire ce qui est faux. Ainsi, Edward cessera d'abord de se faire mal, pour ensuite permettre à son organisme de se servir de sa capacité innée d'autorégénération. Autrement dit, je peux lui apprendre à arrêter de foncer droit au but ; je ne peux pas le guérir.

3. La voiture et le conducteur

Consciemment ou inconsciemment, nous avons tous et toutes tendance à croire que nos corps sont mécaniques dans leur nature, et que nos problèmes physiques sont semblables à ceux d'une voiture en panne. Cela pourrait être une métaphore utile, pourvu que nous nous rendions compte que le problème avec notre « voiture » n'est pas telle ou telle pièce défectueuse, mais plutôt notre façon de conduire. Nous avons donc besoin non pas d'aller voir le garagiste, mais de reprendre des leçons de conduite.

Edward fonçait droit au but dans tout ce qu'il faisait : à la maison, en faisant du sport, dans ses premiers emplois, en tant que clown et jongleur. En fonçant droit au but, il faisait un mauvais usage de lui-même, si bien que son corps s'est finalement effondré. Le résultat de cet abus de son corps était la douleur. Or, il aurait été difficile – voire impossible – pour Edward de se libérer en permanence de ses douleurs sans arrêter de foncer droit au but. Puisqu'il le faisait dans toutes ses activités, il lui a fallu changer sa vie tout entière.

Quelques observations sont nécessaires. Quand la cause ultime de la douleur est l'habitude de foncer droit au but, les méthodes de manipulation mécanique du corps peuvent diminuer la douleur ou l'éliminer à court terme, sans pour autant résoudre le problème d'une façon durable. Les expériences d'Edward avec le massage et la chiropraxie démontrent la validité de cette observation. Le massage, la chiropraxie, l'ostéopathie et d'autres méthodes encore sont à même de soulager les douleurs ; pourtant, il est peu probable qu'elles éliminent la cause ultime de la douleur – l'habitude de foncer droit au but. Je vous rappelle que cette habitude est d'ailleurs pratiquement universelle, ce qui nous laisse supposer que les douleurs sont très souvent le résultat de ce que nous faisons.

Le changement permanent n'arrive que lorsque vous arrêtez de faire ce qui est faux. Dans certains cas, les méthodes de manipulation peuvent faire empirer un état de santé ou renforcer votre tendance à foncer droit au but. Faire craquer des articulations, par exemple, peut les affaiblir à long terme. Si le concept « alexanderien » du non-faire vous semble logique (comme je l'espère), il vous sera également logique de regarder toute méthode de manipulation avec une certaine circonspection, tout en sachant qu'un masseur ou un ostéopathe expérimenté et sensible peut offrir des solutions à court terme assez efficaces à la tension et à la douleur. De fait, de telles méthodes offrent parfois de bonnes solutions entièrement absentes de l'éventail de procédures d'un professeur de technique Alexander. Pour utiliser notre analogie de la voiture et du conducteur, il est possible de résoudre certains problèmes avec une petite visite au garagiste, mais beaucoup moins souvent qu'on ne le croie et qu'on ne le désire.

La relation entre foncer droit au but et faire mauvais usage de soi, ainsi que la relation entre l'usage de soi et le fonctionnement de l'organisme, démontrent ensemble ce que je considère comme le principe le plus important de la technique Alexander : **le corps et l'esprit sont inséparables,** et nos problèmes ne peuvent pas être cloisonnés comme étant purement « physiques » ou purement « mentaux ». Il est donc faux de comparer le corps humain à une voiture, car chez nous il n'y a aucune distinction entre la voiture et le conducteur, ou entre la chose contrôlée et le contrôle lui-même de la chose.

Cette unité est, bien sûr, positive et négative à la fois. Elle est positive parce que l'attribut le plus fin de l'*Homo sapiens* est d'être entier et complet. Elle est négative parce qu'à cause d'elle, plusieurs de nos problèmes n'ont pas de solutions faciles ; un trouble apparemment local – la tendinite dans le poignet, par exemple – requiert souvent une approche globale, dont la délicate maturation ne peut et ne doit pas être accélérée par la volonté. Elle est de nouveau positive parce que en trouvant une vraie solution à l'un de vos problèmes, vous aurez résolu indirectement et automatiquement beaucoup d'autres problèmes.

La raison principale pour laquelle Edward a consulté un professeur de technique Alexander était ses douleurs de dos. De fait, je suis convaincu qu'au moment où il a pris son premier rendez-vous il croyait que ses douleurs étaient sa seule raison d'aller consulter. Pourtant, elles n'étaient qu'un des symptômes d'un état qui touchait son être entier. Appelons cet état « foncer droit au but et faire un mauvais usage de soi » (il doit exister un nom latin ou grec pour cet état !). Dans son témoignage, Edward avoue qu'il s'est vite rendu compte que son état était bien pire qu'il ne croyait. Changer cet état a demandé du temps, de l'effort, de l'argent, de la persévérance, de la patience et même de la foi. Cependant, Edward a pu finalement se débarrasser de la raison pour laquelle il avait consulté (les douleurs dans son dos) tout en recevant de multiples bienfaits aux niveaux physique, émotionnel, intellectuel, affectif, personnel et professionnel.

Le corps humain n'est pas un ensemble de parties plus ou moins rigides ou flexibles liées par une série de charnières ou articulations, comme le sont les voitures et les machines. Il n'est pas non plus une pile de briques ou de cubes, comme une maison, qui doit être alignée dans un équilibre symétrique. Le corps vivant, le corps qui rit et qui pleure, le corps qui souffre et qui jouit, est un système complexe d'énergies vitales qui empruntent des voies que nous ne pouvons pas toujours identifier ou même visualiser (et certaines voies sont courbes plutôt que droites, ce qui doit être pris en considération par toute personne qui est tenté de « se tenir droite »). Quoique très beaux, les bâtiments, les voitures et les machines sont rigides, statiques et non organiques, et plus ou moins faciles à disséquer, à analyser, à opérer et à réparer. Les êtres humains sont vifs, en constante évolution, imprévisibles, soumis à des instincts et à des intuitions, à l'imagination, à l'humour et à la passion ; en fin de compte, ils sont impossibles à comprendre et à contrôler. Si vous avez besoin d'une métaphore, abandonnez celle de la voiture et du conducteur, et choisissez de comparer l'homme à un fleuve ou à tout un système écologique au cœur duquel coexistent une multitude de formes de vie, les unes dépendantes des autres. Cette coexistence est parfois très réussie, parfois désastreuse ; elle est toujours insaisissable.

4. Mécanismes de compensation

Edward s'était créé plusieurs couches de tension dont le but était de « protéger » son épaule gauche. Grâce à ce mécanisme de compensation, son épaule lui a fait moins mal pendant un moment. Pourtant, tout mécanisme de compensation a comme effet secondaire la détérioration de l'usage de tout le reste du corps et, par conséquent, la détérioration de son fonctionnement. Et puisque la coordination globale d'une personne empire à cause d'un mécanisme de compensation quelconque, tôt ou tard l'usage et le fonctionnement de la partie du corps qui était protégée devient plus inadéquat qu'avant la création du mécanisme de compensation. Autrement dit, les mécanismes de compensation échouent beaucoup trop souvent à protéger quoi que ce soit.

Sans doute avez-vous déjà fait l'expérience de marcher alors que vous aviez des ampoules sous la plante des pieds. En essayant de ne pas mettre trop de poids sur vos pieds, vous marchiez avec une certaine hésitation, maladroitement même. Très vite vous avez eu mal aux hanches et, un peu plus tard, toute votre épine dorsale et votre cou étaient assez raides eux aussi. Dans ce cas, votre mécanisme de compensation vous a coûté beaucoup trop cher.

A cause de la fausse perception sensorielle, quelqu'un peut créer un mécanisme de compensation sans s'en rendre compte. De fait, il est possible de bâtir tout un système de tensions interdépendantes sans aucune conscience de ce qui est à l'origine des toutes premières. Edward dit qu'il lui a fallu des années avant de percevoir l'existence d'une ancienne fracture dans son dos. Inconsciemment, il s'était créé tout un enchaînement de tensions qui avaient fini par affecter son cou, ses épaules, ses vertèbres et sa cage thoracique, et dont le résultat était l'inconfort, la douleur, les maux de tête et d'autres malaises encore.

La technique Alexander vous aide à devenir conscient de l'existence d'un problème, des manières dont il se manifeste, de ses causes, de ses conséquences et de ses effets partout dans l'organisme. Le problème peut être une ancienne fracture, par exemple ; ses manifestations, de la tension et de la douleur ; ses conséquences, la formation d'un mécanisme de compensation ; et ses effets, le mauvais usage d'autres parties du corps assez éloignées de la fracture originale.

Les mécanismes de compensation qui engendrent une tension excessive ou causent un mauvais usage de soi sont négatifs par définition. Il existe également des mécanismes de compensation positifs. Le bon usage de soi implique l'utilisation très active des jambes et du dos, ce qui permet, entre autres, l'allégement du travail fait habituellement par le cou et les épaules. Dans le cas d'une maladie ou d'une fracture, faire un usage encore plus actif du dos et des jambes peut améliorer le fonctionnement de tout l'organisme au point que la maladie ou la fracture guérissent plus vite. En fait, la meilleure façon d'inhiber les mécanismes de compensation négatifs est d'actionner les mécanismes positifs. Edward a rendu sa colonne vertébrale plus tonique et a appris à utiliser ses jambes d'une façon vigoureuse et équilibrée, ce qui a donné à son torse entier tout le support dont il avait besoin. Grâce à ce support, il a pu lâcher les tensions excessives dans son cou et dans ses épaules, ce qui a rendu sa respiration plus libre.

Il est important de constater que ce processus n'a pas été entièrement confortable. Edward raconte qu'il a ressenti des nouvelles douleurs en lâchant d'anciennes tensions. Il est assez commun, pour un élève de technique Alexander, de subir certaines expériences et sensations plutôt désagréables suite à ses cours. Tout changement, aussi bénéfique soit-il, engendre un certain inconfort. La personne accoutumée à une substance toxique quelconque – l'héroïne, par exemple – éprouve de graves difficultés lorsqu'elle passe par une désintoxication. Quand vous vous coupez assez profondément, la blessure vous démange de façon insupportable lorsqu'elle commence à cicatriser. Quand un athlète professionnel se décide à changer son style de jeu, ses capacités en compétition diminuent avant qu'il ne maîtrise les nouvelles techniques. Nick Faldo, grand golfeur britannique, a passé deux années à changer son style à un moment où il était déjà un professionnel confirmé. Pendant le temps du changement, ses performances ont nettement diminué puis, une fois qu'il eut maîtrisé sa nouvelle frappe, il est devenu n° 1 mondial. Il ne peut en être autrement pour tous les changements – de conscience de soi, de coordination, d'habitude et de réaction – engendrés par la technique Alexander.

5. Faire ou ne pas faire

Enfant, Edward était maladroit et pataud, ce qui l'a motivé plus tard dans sa vie à exceller dans toute activité physique. En essayant de résoudre ce qu'il considérait comme un problème (sa mauvaise coordination), il s'est créé un autre problème : des fractures et des foulures, suite aux années pendant lesquelles il a foncé droit au but dans ses activités physiques. C'est une manifestation spécifique d'une tendance universelle : le désir de corriger quelque chose de faux avec autre chose de faux, et souvent (mais pas exclusivement) son contraire. Nous le faisons dans toutes sortes d'activités, dans la vie quotidienne, dans nos relations personnelles, en politique, dans notre hygiène de vie. Il s'agit d'une habitude tellement répandue que nous la croyons tout à fait « naturelle ». Regardez, par exemple, la façon dont Edward a pratiqué des étirements dans l'espoir de soulager les douleurs dans son dos. Comme il l'avoue lui-même, les étirements ont augmenté la pression de ses disques sur les nerfs. Ils n'étaient pas une solution à ses problèmes ; au contraire, ils les ont aggravés. Pourtant, il est toujours des experts qui conseillent la pratique de tels étirements ; après tout, « il faut bien faire quelque chose » !

Deux choses fausses opposées l'une à l'autre ne créent pas une chose juste. Si vous faites quelque chose de faux, la seule voie logique est d'arrêter de le faire. **Ne rien faire est souvent la seule solution pour résoudre un problème quelconque.** Dans d'autres situations où rien faire ne suffit pas, cela reste tout de même un préalable essentiel à une démarche nécessaire. Comme Edward nous le raconte, le meilleur conseil qu'il a reçu pour son problème de dos était de ne rien faire, de se reposer et d'attendre. De nombreuses maladies se règlent d'elles-mêmes et finissent par disparaître. Les animaux sauvages qui se blessent arrivent à se guérir malgré la totale absence de soins vétérinaires, en se reposant et en jeûnant. Les êtres humains ont la même capacité d'autorégénération. Prendre un placebo peut amoindrir les symptômes d'une maladie ou même éliminer ses causes, car il déclenche tout simplement un processus d'autorégénération ; les gens éveillés et maîtres d'eux-mêmes peuvent se passer des placebos et mettre en marche le même processus en ayant recours à l'inhibition et aux directions, et en faisant un bon usage d'eux-mêmes.

Le non-faire est l'une des plus grandes difficultés de la technique Alexander. Nous sommes tous et toutes tellement habitués à faire quelque chose, et à donner au monde l'impression que nous sommes en train de faire quelque chose, que l'idée de ne rien faire nous semble tout à fait inconcevable. Comme dit Edward, celui qui a l'habitude de foncer droit au but trouve difficile de désapprendre. Un professeur sérieux de technique Alexander ne peut absolument pas maintenir qu'il est facile de désapprendre à faire et d'apprendre à ne pas faire. Cependant, les bienfaits de l'inhibition « alexanderienne » justifient tous les efforts nécessaires à sa maîtrise, malgré l'ampleur du défi.

6. L'hygiène de vie : nourriture et digestion

Edward parle en passant d'un petit changement dans son hygiène de vie, notant à la fin de son témoignage que le repos actif qu'il pratique au bureau lui donne davantage d'énergie qu'un vieux compagnon, le café. Cette observation nous laisse entrevoir tout un rapport entre la technique Alexander et l'hygiène de vie. Je reparlerai du café, mais je souhaite démarrer la discussion sur un aspect de l'hygiène de vie de la plus grande importance : la nourriture et la digestion.

Il existe une nette relation entre l'usage de soi et la digestion. Un professeur de technique Alexander s'est soumis un jour à une expérience intéressante. Ayant avalé une dose de baryum, il s'est placé derrière un écran de rayons X et a démontré alors qu'il pouvait ralentir sa digestion en se contractant et l'accélérer en faisant un bon usage de lui-même.

Bien évidemment, l'effet de l'usage de soi sur la digestion – ainsi que sur d'autres fonctions de l'organisme – est beaucoup plus complexe et profond que cette expérience ne nous l'indique. Il est étonnant d'entendre les bruits qui sortent de l'abdomen d'un élève lorsque son usage de lui-même change au cours d'une leçon de technique Alexander. Au fur et à mesure que l'élève se détend, son corps change de forme et de dimension, prenant nettement plus d'espace lorsqu'il devient plus long et plus large. Or, tous les organes à l'intérieur du corps doivent nécessairement se déplacer pour trouver leur bonne place dans l'espace ainsi transformé. En se déplaçant, en se détendant, les organes « chantent » et laissent couler leurs sécrétions plus librement et plus efficacement. « Dès les premières leçons, raconte Liz, mon abdomen s'est énormément détendu, comme si mes intestins soupiraient de joie et de bonheur. Après quelques semaines, je me suis rendue compte que ma digestion et mon évacuation étaient plus faciles et régulières que jamais. Les cours de technique Alexander ont été plus efficaces que des années de laxatifs, d'exercices et de consommation de fibre alimentaire. »

Chaque élève, homme ou femme, a sa musique à lui, des sons aussi individuels que le timbre de la voix. Parfois, un élève est embarrassé par les bruits de ses organes ; ils sont pourtant signes de détente, de changement, de vie. J'observe en passant que les bruits sont plus fréquents et variés chez les femmes. J'imagine que leurs organes reproducteurs sont très sensibles, eux aussi, au changement de l'usage de soi. La technique Alexander, déjà appliquée à l'obstétrique (deux ouvrages en langue anglaise y sont consacrés), pourrait sans doute être utilisée comme complément de thérapie pour certains problèmes gynécologiques. L'une de mes élèves, dont l'utérus glissait inconfortablement vers le bas, trouve que son problème a disparu suite à une série de leçons.

Alexander pensait que la personne dont l'usage de soi était parfait pourrait être omnivore sans la moindre difficulté. La digestion et l'évacuation étant toutes deux fonctions de l'usage de soi, le bon usage implique la bonne digestion et la bonne évacuation. Il est vrai que la personne dont l'usage d'elle-même est correct (ainsi que le fonctionnement qui en est la conséquence) a moins d'inquiétude par rapport à la nourriture que celle dont la digestion est affaiblie par le mauvais usage qu'elle fait d'elle-même. Cependant, il ne me semble pas souhaitable d'être totalement omnivore. Malgré l'excellent usage qu'il faisait de lui-même, Alexander lui-même – gourmet averti – a dû souffrir toute sa vie d'un problème de la couche intérieure de son estomac. A mon avis, il aurait profité d'un régime plus restreint que celui qu'il pratiquait.

Le bon usage de soi a un double effet. D'une part, la bonne santé – conséquence et signe d'un bon usage – permet une marge plus large en matière de nourriture. D'autre part, la perception sensorielle aiguisée – elle aussi conséquence et signe d'un bon usage – nous pousse à éviter les aliments et boissons nuisibles à notre santé.

En m'utilisant correctement, je me suis aperçu que l'alcool, étant un déprimant du système nerveux, me rendait mou, et qu'une pizza, étant peu digeste, me rendait lourd. Or, depuis que j'étudie la technique Alexander je préfère être tonique et léger plutôt que mou et lourd. Je suis devenu plus résistant aux effets nuisibles des différents stimuli ou substances ; en même temps, je m'éloigne volontiers de tout ce qui est préjudiciable à ma santé.

7. Inhibition et hygiène de vie

Quiconque souhaite changer son hygiène de vie doit lutter contre les habitudes de toute une vie. En lisant mon petit témoignage sur l'alcool et la pizza, peut-être avez-vous pensé qu'il m'a fallu un grand effort de volonté consciente pour ne plus boire. Alors, vous vous découragez, supposant que l'effort pour éliminer une habitude quelconque – la cigarette, par exemple, ou la consommation excessive de sucre – vous en coûterait beaucoup trop. Pourtant, la technique Alexander a un double effet sur la volonté, ce qui vous aidera à changer votre hygiène de vie plus facilement.

Premièrement, en développant l'inhibition « alexanderienne » – la capacité de ne pas réagir automatiquement et habituellement à un stimulus quelconque – vous devenez plus à même de prendre une décision quelconque et d'agir en conséquence. Imaginons que telle ou telle raison de santé vous pousse à décider de ne pas fumer une cigarette, de ne pas boire un verre, de ne pas manger un dessert ; l'inhibition rend votre décision plus facile à supporter. Autrement dit, ne pas satisfaire une envie quelconque devient plus facile.

La technique Alexander favorise également un deuxième processus, beaucoup plus intéressant : vos envies elles-mêmes changent, et certaines d'entre elles disparaissent complètement. Alors, il n'est plus nécessaire pour vous d'exercer le contrôle de votre volonté pour ne pas satisfaire tel ou tel désir, car *ce désir cesse d'exister.* Il ne m'en coûte absolument pas de ne pas boire, parce que je n'ai aucune envie de le faire (par contre, le chocolat me séduit toujours !). Là réside la véritable signification de l'inhibition : non pas s'empêcher de boire ou de fumer, par exemple, mais *ne plus avoir envie de le faire.* Ma sobriété n'est donc pas le signe d'une volonté puissante qui domine une impulsion ; elle est plutôt l'absence d'une telle impulsion. Je ne pourrais même pas me vanter de ma volonté ! Il va sans dire que la décision de faire ou de ne pas faire une chose quelconque, quand elle est basée sur les effets qu'elle produit sur le bien-être personnel, n'entraîne aucun jugement moral sur la chose en question. Je ne bois pas, non pas parce qu'il est moralement douteux de boire ; j'évite de boire parce que j'aime rester tonique et, par ailleurs, parce que je n'en éprouve aucune envie. Tout en développant la faculté de retenue de chacun, la technique Alexander n'implique ni moralisme ni ascétisme (Ah ! le chocolat !).

8. La perte de poids

En affectant les envies, les désirs, les habitudes et la volonté, la technique Alexander peut apporter quelque chose de très utile à qui souhaite perdre du poids. Les problèmes pondéraux sont très complexes, comprenant des aspects psychologiques, physiologiques, génétiques, culturels et d'autres encore. Néanmoins, les personnes médicalement obèses peuvent utiliser la technique Alexander comme complément du travail réalisé par l'endocrinologue, le psychologue, la nutritionniste et le professeur de gymnastique.

La personne qui suit un régime dont le but principal est la perte de poids risque d'atteindre son objectif en payant un prix trop élevé. Les moyens déterminent les buts directement, et les buts déterminent les moyens indirectement. Or, toute recherche intelligente et efficace doit être centrée non pas sur les buts à atteindre, mais sur les moyens d'y arriver. La nourriture saine et équilibrée a comme effet secondaire – et non pas principal – la régularisation du poids lorsque celui-ci est excessif. (Quand elle est vraiment idéale, la bonne nourriture peut également aider quelqu'un dont le problème n'est pas l'excès de poids, mais plutôt son insuffisance.) Bien évidemment, vous devriez abandonner tout moyen nuisible ou coûteux d'atteindre n'importe quel objectif. Ayez donc le courage, la persévérance et l'intelligence d'adopter un régime sain, qui va forcément vous aider à perdre du poids à long terme, et non pas un régime amaigrissant qui risque de nuire à votre santé. Ce n'est qu'une question de bon sens, et l'apport de la technique à cet aspect de la question est purement conceptuel. Autrement dit, en utilisant la vision d'Alexander, la personne tentée de suivre un régime amaigrissant a un diagnostic clair de ce qu'elle fait – elle fonce droit au but – ainsi qu'une stratégie à explorer – elle doit inhiber son envie d'atteindre le but (maigrir) et s'investir sur les moyens qui lui permettront éventuellement de l'atteindre (la nourriture équilibrée).

La technique Alexander, en développant la faculté de l'inhibition, rend possible le changement de la vitesse des réactions et des habitudes quotidiennes. Cela ne veut pas dire que toute réaction doit devenir plus lente. Au contraire, la personne dont l'inhibition est développée peut réagir vite, lentement, ou pas du tout selon les circonstances. Cependant, l'un des effets de l'inhibition « alexanderienne » est de permettre à quelqu'un qui a l'habitude de tout manger à grande vitesse de prendre du temps à bien mastiquer, en changeant ainsi sa digestion (qui, nous le savons tous et toutes, commence par l'action de la salive dans la bouche). De fait, il se peut que quelqu'un mange trop parce qu'il digère mal ; dans ce cas, l'amélioration de la digestion mène à une diminution de la consommation.

Revenons à ce qu'Edward a dit sur le café. Son besoin d'un stimulant a été diminué grâce à la tonicité résultant du bon usage qu'il faisait de lui-même. Or, en devenant naturellement plus tonique, vous pouvez vous aussi vous passer éventuellement de café, de sucreries et d'autres stimulants (tel le chocolat), ce qui vous aiderait indirectement aussi à maigrir.

Tirons de ces observations un principe général. La technique Alexander agit sur tous les aspects de votre vie de différentes manières – directes et indirectes. Elle le fait ainsi sur la voix, la posture, la coordination, le mouvement, les relations personnelles, la pensée et tout autre aspect de votre vie, y compris vos habitudes d'hygiène de vie. Voici une action directe de la technique : vous devenez plus à même de vous refuser un dessert grâce à la contribution de l'inhibition à votre volonté consciente. Voici une action indirecte : vous avez moins besoin de l'énergie que vous obteniez jadis d'une sucrerie, grâce à la tonicité associée à un bon usage de soi. Les changements indirects sont souvent plus profonds et plus durables que les changements directs.

9. L'amélioration de la posture

Dans le chapitre II, j'ai longuement parlé de la posture. Le concept de posture est traditionnellement associé à la technique Alexander. Il s'agit d'un concept assez utile, pourvu qu'on le définisse correctement, sans le séparer de l'idée d'attitude et de mouvement. Edward remarque que l'un des effets les plus frappants pour lui de la technique a été l'amélioration de sa posture et l'augmentation de sa taille. La bonne posture n'est que la preuve visuelle d'un changement intérieur. Comme dit Edward, la taille de quelqu'un ne devient pas nécessairement plus grande, mais il donne l'impression d'avoir grandi à cause de son nouveau port.

Tout élève en technique Alexander passe par des changements semblables. Le corps devient plus long et plus large, les épaules s'élargissent, la musculature du dos et des jambes devient plus ferme, l'estomac et les fesses prennent une autre allure. La personne qui s'inquiète de son poids est bien évidemment préoccupée par son apparence physique. Or, l'amélioration de l'usage de soi a comme effet indirect l'amélioration de l'apparence physique.

Faites l'expérience suivante : mettez-vous debout devant un miroir, en vous regardant de profil, laissez glisser votre bassin vers l'avant, et arrondissez votre dos. Votre posture devient alors « anormale », avec les résultats que vous voyez, notamment sur le ventre. Redressez-vous maintenant ; il y a une nette amélioration de votre état physique lorsque vous passez d'une position dite « anormale » à celle que vous trouvez « normale ».

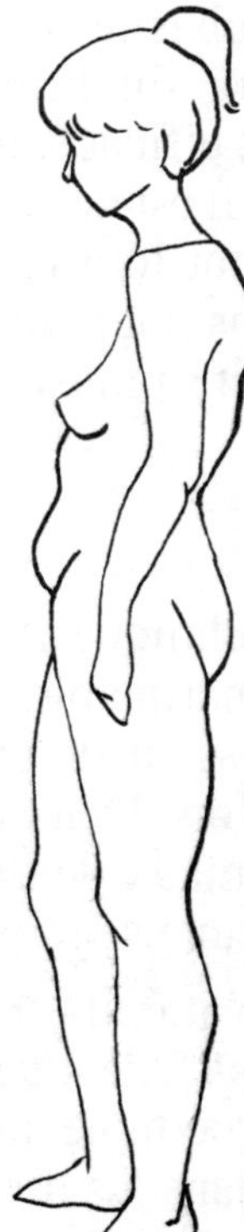

La posture « anormale ».

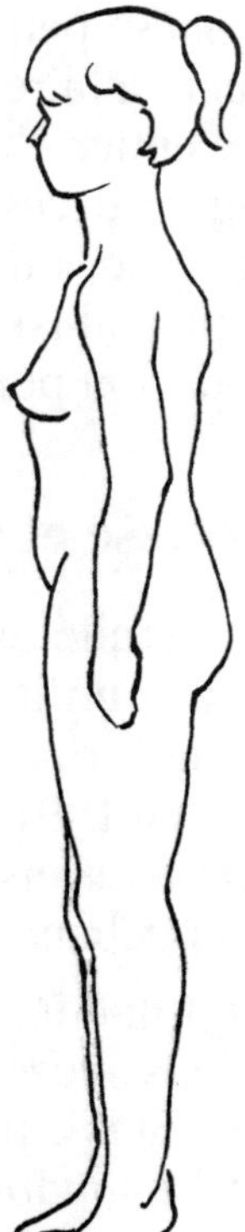

La posture « normale ».

Vous pouvez finalement imaginer qu'en passant du « normal » au « naturel », votre apparence change encore plus (la difficulté est qu'un tel passage ne consiste pas à faire la bonne chose, mais à arrêter la fausse !). Alexander incitait ses élèves débutants à ne pas s'acheter de nouveaux vêtements pendant un moment ; les changements de leur posture, suite à ses cours, étaient tellement importants qu'une robe ou un costume achetés au départ des cours n'étaient plus à la bonne taille après quelques mois.

Une dernière remarque au sujet de l'obésité : l'obèse devrait naturellement perdre du poids. Pour des raisons complexes, il est parfois extrêmement difficile de maigrir. A la limite, l'obèse qui reste obèse peut limiter les effets de l'obésité sur sa santé en apprenant à faire un meilleur usage de soi. En dirigeant son organisme entier d'une façon intelligente et efficace, il devient léger malgré l'excès de poids (inversement, il est des personnes petites et minces dont les mouvements sont lourds et inélégants). Il peut ainsi diminuer le stress – sans pour autant l'éliminer – que son poids a sur son squelette et sa musculature.

10. Grossesse et accouchement

« La maternité est une période où la technique Alexander s'avère d'une utilité et d'une efficacité remarquables. Depuis la fin de ma formation pour devenir professeur de technique Alexander, en 1991, j'ai été enceinte deux fois. Deux fois sans complications, sans gros déséquilibres ni maux de dos, deux fois en accouchant chez moi avec l'aide d'une sage-femme.

« Lorsqu'une femme attend un enfant, s'attend-elle à vivre autant d'états successifs en si peu de temps ? Plus que jamais, il était souhaitable pour moi de cultiver une certaine *neutralité,* proche de l'*abandon.* Et cela est contenu dans les directions : “Je laisse le cou tranquille, pour laisser la tête aller vers l'avant et vers le haut, pour laisser le dos s'allonger et s'élargir.” Pour cet être qui grandit en moi, pour ces émotions, ces émois, je suis un *passage.* Cela m'a aidé à faire de l'*espace.* Espace dans le ventre, et particulièrement vers l'arrière, vers la colonne, ce qui évite la cambrure lombaire si typique de la femme enceinte. Espace dans le mental, car durant la grossesse beaucoup de souvenirs refluent et c'est l'occasion de laisser les anciennes blessures se cicatriser. Enfin, espace dans le cœur : la famille s'agrandit, les relations au sein de celle-ci se modifient et les responsabilités augmentent.

« Puis vient l'accouchement, telle une onde de choc. Quand se succédaient les contractions, penser aux directions m'a permis d'élargir mon champ de conscience et, par là, de prendre une certaine distance par rapport à la douleur. Sachant que cette douleur, en l'occurrence, était fonctionnelle et non pas pathologique, j'ai cherché à *réagir le moins possible* face à elle : l'ignorer, c'est impossible, l'éliminer grâce à des produits chimiques c'est se priver de sentir les forces de la nature à l'œuvre et, de plus, c'est risqué. Alors, pourquoi ne pas la vivre, tout simplement et sans connotations particulières ?

« A chaque instant, mais surtout dans les moments difficiles, je constate que mon expérience de la technique Alexander me donne un *choix,* la possibilité de choisir – dans ce cas, résister ou accepter. C'est peut-être ce qui m'a aidé à ne pas céder à la panique alors que la douleur menaçait de s'emparer de moi. "Je laisse le cou tranquille… J'accueille ces sensations, je les laisse venir et s'en aller." L'intervalle entre les contractions – s'il est utilisé à bon escient – est une aubaine puisqu'il permet de s'ébrouer, physiquement et mentalement. C'est un précieux retour à cette fameuse neutralité, retour au centre.

« Lors de l'expulsion, je pensais à ne pas retenir de tensions dans le haut du corps (nuque, épaules), à *ne pas agir* mais plutôt à laisser faire, laisser s'ouvrir, laisser venir… Mes enfants ont eu une belle naissance et je n'ai pas eu la moindre déchirure.

« Bien entendu, technique Alexander ou pas, l'accouchement – tout comme la naissance – demeure un des moments les plus intenses de l'existence humaine. Mais cette intensité n'a-t-elle pas sa raison d'être ?

« Enfin, l'enfant est là – lourd parce qu'il se laisse complètement aller – et il faut apprendre à le porter dans ses bras, le nourrir, le baigner, etc. Là encore, les principes de la technique Alexander ont été et sont pour moi un support de qualité : une partie de mon attention allant à ma propre utilisation, j'évite de "geler" mes épaules ou mes reins dans des positions inconfortables. Ainsi, je ne serre pas mon bébé contre moi, par réflexe de peur. Je le soutiens plutôt, du bas vers le haut, lui laissant sa liberté et son espace.

« La technique Alexander n'est pas une panacée, elle ne remplace pas le bon sens. Mais elle est pour moi une petite lumière que je lance devant moi, au fur et à mesure que j'avance, et qui me guide. Elle est aussi un miroir : quel que soit mon problème, elle me renvoie à ma propre utilisation. Ce qui ne manque pas de faire affluer les solutions. Ensuite, il ne tient qu'à mon bon vouloir de permettre ou non à la situation d'évoluer… »

CATHERINE DE CHEVILLY (1).

11. La dyslexie

Nous avons longuement étudié la question des émotions. Nous avons également considéré les difficultés musculaires et celles du squelette. J'espère que vous devenez de plus en plus convaincu de l'impossibilité de séparer corps et esprit, posture et attitude, sentiment et sensation physique. Or, il est aussi impossible de séparer intellect et coordination.

La dyslexie, définie étroitement comme une difficulté à reconnaître les mots et à lire, a été longtemps perçue comme un problème intellectuel, dont la solution traditionnelle était de « se concentrer ». Un dyslexique apprend donc à se concentrer

1. Catherine de Chevilly est enseignante de technique Alexander en Haute-Savoie.

pour être plus apte à lire. Malgré ses efforts de concentration, il reste un lecteur lent, ayant toujours besoin de relire des mots, des phrases et des passages entiers à plusieurs reprises, et ne lisant jamais pour le seul plaisir de lire. En plus de ses efforts de concentration, le dyslexique dépend souvent de toute une série d'astuces. Par exemple, les enfants américains mémorisent l'alphabet à l'aide d'une chanson. Un dyslexique peut lui aussi apprendre la chanson, ce qui lui permet d'apprendre l'alphabet, mais il restera incapable de se rappeler l'alphabet sans le chanter.

Un nouveau courant considère la dyslexie de façon tout à fait différente. Selon Ronald D. Davis (2), elle constitue tout un état dont la difficulté de lecture n'est qu'une des facettes. D'autres facettes sont plutôt positives : le dyslexique est capable d'apprendre certaines choses beaucoup plus vite que le non-dyslexique grâce à une intuition très développée à laquelle s'associent parfois des potentiels télépathiques et parapsychologiques.

Davis maintient que les efforts traditionnels de concentration et les centaines d'astuces dont dépend le dyslexique pour créer un point de contrôle dans sa vie l'empêchent de développer un contrôle plus important et plus sain – à savoir, le contrôle de la personne qui fonctionne normalement.

Toutes les astuces du dyslexique, y compris la concentration, démontrent parfaitement le concept qu'Alexander a dû nommer « foncer droit au but ». Elles permettent au dyslexique d'atteindre un but limité, mais à un prix beaucoup trop élevé puisqu'elles rendent d'autres buts plus méritoires impossibles à atteindre. Or, la solution aux problèmes d'un dyslexique commence nécessairement par l'inhibition. Avant de pouvoir faire la chose juste, le dyslexique doit arrêter de faire ce qui est faux. Autrement dit, avant de penser correctement, il doit arrêter de mal penser.

---

2. Auteur du livre : *Le Don de la dyslexie.*

Comme l'explique Davis, la dyslexie n'est pas simplement la difficulté à reconnaître les mots ; elle est un état de désorientation et de confusion, aggravé par la fatigue, la sous-alimentation et le stress ; le dyslexique devient plus nettement dyslexique lorsqu'il est fatigué ou stressé. Certaines des thérapies proposées par Davis sont spécifiques au dyslexique et à ses capacités extraordinaires ; nous n'avons pas besoin de les considérer ici. Je me limiterai à l'examen d'un exercice qu'il propose : à un moment donné de sa rééducation, le dyslexique, debout sur une jambe, doit essayer de rattraper avec chacune de ses mains deux objets différents que quelqu'un lui lance. Il s'agit d'entraîner l'équilibre du dyslexique pour qu'il parvienne à ne pas se désorienter lorsqu'il fait face à une situation difficile. La rééducation moderne du dyslexique inclut donc des aspects proprioceptifs et kinesthésiques. La technique Alexander étant extrêmement efficace sur ce plan, elle me semble tout à fait appropriée à la thérapie du dyslexique.

Comme vous le savez, la technique touche la personne entière plutôt que son « corps » ; d'ailleurs, la dyslexie démontre elle-même la totale impossibilité de séparer corps et esprit, intellect et coordination. Or, ce n'est qu'en inhibant l'habitude de foncer droit au but que quelqu'un peut altérer sa coordination. L'inhibition « alexanderienne » nous permet de réagir au stress sans l'automatisme que nous éprouvons habituellement. De fait, le stress cesse de l'être si vous ne réagissez pas à lui. Pour un dyslexique, réagir différemment au stress ne peut que calmer son état de confusion et de désorientation, ainsi que les difficultés symptomatiques qui en sont la conséquence.

12. La technique et la science

La technique Alexander a toujours suscité beaucoup d'intérêt auprès d'une partie de la communauté scientifique. Tôt dans sa carrière de pédagogue en Australie, Alexander avait été encouragé et soutenu par plusieurs médecins ; c'est grâce à l'encouragement d'un célèbre chirurgien de Sydney, le docteur J. W. Stewart McKay, qu'il s'est finalement décidé à quitter l'Australie pour la métropole au printemps 1904.

A Londres, Alexander a continué à jouir d'un grand succès. En 1937, un groupe de dix-neuf médecins fit publier une lettre dans *The British Medical Journal,* invitant le monde scientifique à étudier à fond le travail d'Alexander et exhortant les écoles de médecine à intégrer cette technique dans leur programme d'enseignement. Le neurologue Sir Charles Sherrington, prix Nobel de physiologie et de médecine en 1932, connaissait Alexander et appréciait son travail, le mentionnant dans un de ses livres les plus importants (3). George Coghill, biologiste et naturaliste américain, admirait Alexander et a rédigé une préface pour l'un de ses ouvrages, dans laquelle il parle longuement du contrôle primaire et des similitudes entre les recherches d'Alexander et son propre travail scientifique. Raymond Dart, professeur sud-africain d'anatomie et de physiologie, mondialement connu pour ses études anthropologiques (y compris la découverte des Australopithèques), a fait la connaissance d'Alexander puis, ayant étudié la technique en Afrique du Sud, a écrit à plusieurs reprises à son sujet.

En 1973, l'éthologue Nikolaas Tinbergen a partagé le prix Nobel de physiologie et de médecine avec Konrad Lorenz. Il a consacré une partie importante de son discours de réception du prix Nobel à la technique Alexander, qu'il étudiait à l'époque. C'est sans doute le moment de gloire le plus important que la technique ait connu dans le monde de la science. Voici ce qu'il en disait (4) :

« La technique Alexander est une forme extrêmement raffinée de rééducation ou plutôt de redéploiement du système musculaire tout entier et, par là, de beaucoup d'autres organes. Comparées à cette méthode, de nombreuses formes de physio-

3. *The Endeavour of Jean Fernel* (La quête de Jean Fernel), publié en 1946.

4. Le texte de son discours peut être obtenu auprès de l'Association française des professeurs de la technique Alexander, dont l'adresse se trouve au chapitre IX.

thérapies, maintenant courantes, paraissent étonnamment grossières et limitées dans leurs effets, quelquefois même nuisibles au reste du corps… Même si personne ne soutiendra que la technique Alexander est une panacée pour tous les cas, il n'y a aucun doute pourtant qu'elle a souvent des effets profonds et bénéfiques… dans le domaine mental aussi bien que physique. »

En Grande-Bretagne, des cours de technique Alexander sont proposés aux patients du *National Health Service* (le service national de santé) dans plusieurs centres médicaux. Des compagnies privées d'assurances prennent en charge les cours dans certains cas.

A cause de la fausse perception sensorielle, il se peut que nous ayons tort dans ce que nous disons, croyons et faisons, malgré toute notre certitude d'avoir raison. Qui a compris et accepté ce principe perd la peur d'avoir tort et devient alors moins vulnérable et plus ouvert – un point dont j'ai discuté dans le chapitre précédent. Le véritable esprit scientifique est dans le doute permanent ; l'histoire de la science est l'histoire des certitudes abandonnées. Pourtant, il existe des scientifiques dont l'attitude n'est pas vraiment scientifique mais plutôt dogmatique, des hommes et des femmes qui trouvent très difficile d'abandonner telle ou telle certitude. Nous avons tous et toutes tendance à croire qu'un fait quelconque est « vrai » parce qu'il est « scientifique » ; appelons tel fait une « vérité clinique ». Or, la vérité clinique d'hier est source d'étonnement et de ridicule aujourd'hui ; citons un seul exemple : l'homosexualité, qui était jadis considérée à la fois comme une maladie et un crime (ce qui est par ailleurs une frappante contradiction).

Dans les années 1940, Alexander a été éreinté dans la presse officielle sud-africaine par le docteur Ernst Jokl, à l'époque chef du service sud-africain d'éducation physique. Alexander a porté plainte et gagné le procès, ce qui l'a laissé doublement bouleversé : par l'attaque qu'il a reçue et par le procès lui-même. Plusieurs grandes personnalités du monde scientifique et médical – des médecins et des physiologistes qui n'avaient aucune expérience pratique du travail d'Alexander, comme le docteur Jokl lui-même d'ailleurs – ont témoigné contre Alexander. Leurs témoignages n'étaient basés que sur leurs préjugés, présentés bien évidemment dans un langage technique. Il est étonnant d'entendre quelqu'un dire une bêtise quelconque en utilisant un vocabulaire scientifique. Il arrive que la personne qui parle ainsi soit dans une position d'autorité. Aveuglé par l'autorité et par le vocabulaire scientifique, le public croit alors entendre la vérité.

Malgré le soutien que la technique a reçu de plusieurs scientifiques au fil des années, elle reste plus ou moins en marge de la médecine et de la science ; il y a des Jokl partout dans le monde ! La technique Alexander est-elle « scientifique » ? Vers la fin de son discours de réception du prix Nobel, Nikolaas Tinbergen prononça les mots suivants : « A quoi donc aboutiront ces quelques brèves remarques sur la technique Alexander ? Elles insistent tout d'abord sur l'importance pour la science médicale d'une observation avec un esprit ouvert – "d'observer en se posant des questions". » Videz d'abord votre esprit de tout a priori que vous avez éventuellement sur le mot « scientifique ». Faites ensuite une véritable expérience scientifique : prenez des cours de technique Alexander, comme l'a fait Nikolaas Tinbergen, en observant avec un esprit ouvert, comme Tinbergen nous y incite. Vous serez finalement à même de répondre vous-même à la question, avec l'autorité que vous donne l'expérience vécue.

Alison, 27 ans, chercheur

Enfant, j'avais l'habitude de me vautrer dans une chaise ; alors on me disait souvent de « me tenir droite ». Comme presque tout le monde, je n'avais pourtant aucune idée de comment me tenir droite sans inconfort. A cette époque, je croyais que mon incapacité à me tenir droite était due à un manque de volonté. Malgré mon envie d'avoir un port parfait, j'étais toujours maladroite – j'ai cassé pas mal de vaisselle le long de mon enfance. Je n'étais pas douée pour les sports. Je détestais l'humiliation des ballons mal lancés et mal rattrapés. Je réagissais en essayant d'être indifférente aux échecs physiques, ce qui me rendait encore moins consciente de mon corps. J'étais mal à l'aise à l'école, assise dans le bus, en lisant des livres, en jouant de la contrebasse ou du piano.

Mon professeur de piano a été la première personne à me montrer quelques principes de la technique Alexander. Elle m'a appris à relâcher mon cou et mes épaules au piano. Pourtant, il m'a fallu encore dix ans avant d'avoir le courage de prendre des leçons de technique Alexander avec un professeur certifié. Constamment stressée, je travaillais à cette époque dans un bureau et j'avais très mal à l'épaule droite.

Après mon premier cours de technique Alexander, je me suis sentie très détendue mais prise d'une étonnante fatigue. Les jours suivants mon corps a semblé se réorganiser. Certains muscles et articulations dont je n'avais jamais été consciente me faisaient mal, comme s'ils se réveillaient après une longue hibernation. Ce réveil a continué les semaines suivantes, tandis que je suis devenue davantage consciente de mon corps et beaucoup plus confortable intérieurement.

Mon enthousiasme initial m'a égarée. J'ai pratiqué les nouveaux principes de mouvement avec trop d'efforts, rendant ainsi mon dos et mon cou trop rigides. On s'est même moqué de ma posture au bureau, alors je me suis rendue compte que je devrais m'investir plus doucement pour mieux apprendre. J'ai appris à rire de moi-même et de mes échecs. Un jour, assise en tailleur à l'extérieur d'un pub, je louais la technique Alexander à un groupe d'amis, leur disant combien elle m'était chère et me vantant de la grande amélioration de ma coordination. Après un moment je me suis levée pour offrir des boissons à mes amis, et je suis immédiatement tombée devant eux, mes pauvres jambes s'étant entièrement engourdies.

Mon professeur de technique Alexander m'avait assuré que tôt ou tard ma bonne coordination – trop nouvelle pour moi – allait devenir une seconde nature, jusqu'à ce qu'« aller vers le haut » devienne plus confortable que m'avachir. Malgré tout, j'ai souffert pendant un moment de ce que mon professeur a appelé « le chagrin d'Alexander ». Dans un cours de technique Alexander on est obligé d'abandonner toute idée habituelle d'échec ou de réussite. Chacun commence son voyage personnel à son point de départ et on change lorsqu'on apprend. Alors l'échec devient impossible, et « le chagrin d'Alexander » se dissipe aussi mystérieusement qu'il était arrivé.

Au fur et à mesure que je devenais plus sûre de moi physiquement, je me suis intéressée à ma façon de marcher, de monter des escaliers ou de frapper dans une balle de tennis, sans trop me préoccuper des résultats. Paradoxalement, plus je m'absorbais dans le processus plutôt que dans les buts, plus les résultats devenaient satisfaisants. Ayant appris la position dite du « singe », j'ai trouvé une nouvelle technique pour descendre une colline, en me lançant d'un « singe » à l'autre – une technique incroyablement rapide quoique peu élégante. J'ai également trouvé une façon d'éviter le mal de mer, en équilibrant ma tête sur mes épaules comme si elle était un bol de thé que je ne voulais pas renverser.

J'ai pris des cours hebdomadaires pendant quelque deux années, mais même si je n'avais pris qu'une ou deux leçons j'en aurais appris énormément. Dans des situations difficiles, il m'arrive encore de me sentir mal à l'aise, et mon épaule droite me gêne après avoir par exemple porté un enfant dans mes bras. Pourtant, je suis plus à même de défaire les tensions excessives, j'évite presque toutes mes anciennes douleurs, je réagis mieux au stress, j'ai beaucoup plus d'endurance et je m'absorbe de mes différentes tâches avec plaisir. Bref, grâce à la technique Alexander, je suis bien dans ma peau.

CHAPITRE VII

Le sport et l'exercice

1. Les bienfaits de l'exercice

On fait du sport ou de l'exercice pour plusieurs raisons différentes : maigrir, aiguiser son esprit de compétition (qui est d'ailleurs inné chez la majorité d'entre nous), se guérir d'une maladie ou éviter de tomber malade, ou tout simplement pour s'amuser. Quelle que soit votre motivation quand vous pratiquez un sport, vous devriez toujours vous souvenir d'un fait indiscutable : aucune activité n'est saine en soi ; elle devient saine ou malsaine selon la façon dont vous l'exécutez. Tout acte – du plus simple au plus complexe, du plus banal au plus vital – peut être effectué de manières les plus diverses. Certaines de ces manières sont efficaces, élégantes et économiques, en un mot, *salutaires ;* d'autres, bien au contraire, sont inefficaces, inélégantes et peu économiques, donc *préjudiciables.*

La question de l'exercice et du sport comporte plusieurs aspects : le choix de l'activité, l'intensité, la durée et la fréquence des séances, le choix des partenaires et des lieux, l'équipement et les vêtements, et d'autres aspects encore. Il se peut que l'activité elle-même ou un équipement quelconque soient nocifs à la santé – un point que j'expliquerai dans un moment. Cela dit, quand toutes les autres conditions de travail sont plus ou moins adéquates, une seule chose détermine si votre activité est salutaire ou préjudiciable : l'usage que vous faites de vous-même lorsque vous agissez.

Bref, ce qui caractérise le bon usage de soi est l'inhibition de l'habitude de foncer droit au but, et la direction coordonnée du corps tout entier. La coordination globale est déterminée par l'orientation de la tête, du cou et du dos. Le bon usage constitue également un regard sur la vie, une attitude ainsi qu'une posture. Quand vous vous utilisez bien, vous vous utilisez intelligemment.

2. Le travail intelligent

Les moyens conditionnent le but directement, et le but conditionne les moyens indirectement. Autrement dit, le « comment » détermine le « quoi », et *vice versa.* Si vous souhaitez améliorer votre santé et votre forme, vous devez éviter d'utiliser tout moyen qui pourrait vous éloigner de votre objectif. Cette apparente lapalissade est moins ridicule qu'elle ne paraît. En faisant de l'exercice dans le but d'améliorer leur santé, les gens se font mal avec beaucoup trop de facilité – en se forçant à maigrir trop vite, en essayant de se muscler à court terme, en se battant contre un adversaire trop puissant, en ne se reposant pas quand ils se sont fait mal…

En faisant de l'exercice ou du sport, comme dans toute autre activité, l'important n'est pas de « bosser dur », mais de travailler avec intelligence. Cela est valable pour l'usage que vous faites de vous-même, ainsi que pour toutes les décisions que vous devez prendre en connexion avec le sport : la durée, la fréquence et l'intensité des séances, le sport choisi, et les autres aspects que j'ai mentionnés. Dans toutes ces décisions, la technique Alexander peut jouer un rôle très utile. L'inhibition, clef de la technique, permet à chacun et chacune de nous de dire non à la tentation d'atteindre des buts non raisonnables en utilisant des moyens déraisonnables – en fait, à la tentation de faire tout ce qui va contre nos propres intérêts.

L'inhibition et la direction ont des applications universelles. En les utilisant, vous devriez devenir capable d'aborder toute situation avec intelligence, y compris les défis psychomoteurs (concernant à la fois les fonctions motrices et psychiques). Cependant, dans certaines situations, il est presque impossible de faire un bon usage de soi. Dans ce cas, il sera préférable d'éviter la situation au lieu d'essayer de la gérer intelligemment. La façon dont un vélo de course est conçu et fabriqué, par exemple, rend extrêmement difficile au cycliste de se coordonner correctement en l'utilisant. Dans certains sports, comme l'haltérophilie, même les athlètes au plus haut niveau ont de graves problèmes de santé, ce qui indique que les exigences de l'activité elle-même ne sont pas compatibles avec la nature humaine. Regardez une compétition d'haltérophilie à la télévision, et vous serez sans doute choqué par la brutalité des gestes des concurrents. (Je note en passant que les haltérophiles, en plus de leurs problèmes de santé, rendent leurs corps quasiment grotesques par leur entraînement, ce qui n'est absolument pas le cas avec les coureurs, les joueurs de basket-ball, les acrobates et tant d'autres sportifs.)

En évaluant une activité spécifique, il est parfois difficile de déterminer à quel point le mauvais usage de soi est inhérent à l'activité et à quel point il fait partie du style de la personne qui la pratique. Si vous êtes bien coordonné et expérimenté, vous pouvez pratiquer un bon nombre de sports sans vous faire mal. En même temps, il se peut que, grâce à votre bonne coordination et à votre expérience, vous choisissiez de limiter vos activités à celles qui ne sont pas préjudiciables à votre santé. Autrement dit, il est possible de lever des poids extrêmement lourds avec intelligence, mais il est plus intelligent encore de ne pas les lever.

Dans un de ses livres, Alexander fait une remarque tout à fait pertinente sur le sport et la santé : « Le réajustement continuel sans tension physique excessive des parties du corps est très bénéfique, la preuve étant le haut niveau de santé et la longévité des acrobates. Il est significatif que ce soit le contraire dans le cas des athlètes, ce qui démontre que la tension musculaire excessive ne conduit pas à la bonne santé (1). »

Nous pourrions développer cette observation d'une façon générale et déclarer que la bonne forme est un état aux multiples facettes : flexibilité, force, endurance, rapidité des réflexes… Certains athlètes, par exemple, ne font pas assez d'étirements dans leur travail quotidien. Les haltérophiles négligent souvent leur endurance : il est des hommes et des femmes extraordinairement musclés qui ne dureraient que quelques minutes dans une course à pied. Un haltérophile de compétition pourrait justifier cela en soutenant que l'endurance ne joue pas un rôle dans les compétitions d'haltérophilie, et qu'il dépense son temps personnel plus utilement en se musclant à l'exclusion de tout autre travail. Du point de vue le plus étroit, celui des résultats immédiats, cette spécialisation excessive est facile à comprendre, encore que difficile à accepter. Du point de vue le plus large, celui de la santé et du bien-être, une telle attitude est entièrement regrettable. D'ailleurs, toute spécialisation excessive devrait être évitée. Si jamais vous êtes tenté de vous dédier à une seule activité, sachez que l'entraînement à des sports multiples est pratiqué depuis longtemps par des athlètes professionnels qui ont compris qu'un tel entraînement est extrêmement bénéfique à leur activité primaire.

L'usage que vous faites de vous-même restera toujours l'aspect le plus important dans toutes vos activités. Il est possible, pour un athlète intelligent, de profiter d'une activité médiocre. Cependant, certaines activités permettent, encouragent ou demandent même que l'athlète développe la forme complète ; d'autres activités ne le demandent pas, ne l'encouragent pas ou, ce qui est le plus grave, ne le permettent pas. Un bon acrobate incarne toutes les caractéristiques de la bonne forme ; un bon haltérophile n'en incarne que quelques-unes. De

1. *Man's Supreme Inheritance,* p. 167.

la même façon, certaines activités permettent, encouragent ou demandent même que l'athlète « aille vers le haut » – mon terme préféré pour parler de la coordination « alexanderienne ». D'autres activités ne le font pas. Un grand adepte d'arts martiaux « va vers le haut ». En fait, la direction vers le haut n'est pas une caractéristique d'un maître de karaté ou d'aïkido : il est la source même de sa maîtrise. A son tour, même le plus grand cycliste est obligé de se contracter vers le bas. S'il est maître de son sport, c'est *malgré* sa direction et non pas *grâce* à elle.

Nous pouvons conclure, à partir des observations précédentes, qu'il serait préférable pour vous de poursuivre la bonne forme à l'aide d'une ou de plusieurs activités qui vous permettent, vous encouragent ou vous demandent d'aller vers le haut – autrement dit, de vous coordonner globalement et intelligemment.

3. Aïkido et technique F. M. Alexander (2)

« Morihei Ueshiba (1883-1969) et F. Matthias Alexander (1869-1955) : deux personnalités fortes, hors du commun. L'enseignement dont ils sont fondateurs, l'aïkido pour Maître Ueshiba, et la technique qui porte son nom pour Alexander, s'est propagé dans le monde entier, hors de leur contexte d'origine.

« Auraient-ils donc révélé un message de portée universelle pour que tant de personnes d'horizons différents se sentent attirées par leurs enseignements ? Alexander n'a-t-il pas intitulé son dernier livre *la Constante universelle de la Vie ?* Maître Ueshiba dit que l'aïkido est la "voie universelle", que le "vrai Budo c'est s'unifier, se mettre au centre de l'Univers". Ou encore : "Dans cette voie, il faut être debout sur le pont flottant entre le Ciel et la Terre."

2. Par Annie Moteï, qui a rencontré l'aïkido et la technique Alexander en 1978, et enseigne la technique Alexander à Paris depuis 1984.

« Alexander ne nous offre-t-il pas la possibilité d'en trouver le chemin, en réapprenant à ne pas interférer avec l'usage naturel de notre corps dans sa verticalité ? C'est en « arrêtant » (dans le sens de la terminologie d'Alexander), en se rendant disponible par un changement, une ouverture dans notre état d'esprit du moment que l'on peut accéder à un meilleur usage de soi. Alors, toutes les dimensions de notre être sont touchées par cette expérience ; nous découvrons un monde d'évolution possible *a priori* sans limites.

« On n'étudie pas l'aïkido pour acquérir des techniques efficaces ou par pur plaisir narcissique. Ou alors ce n'est pas le vrai aïkido. Ainsi de la technique Alexander, qui ne nous apprend pas à faire ce qui est juste, mais à cesser d'entraver le chemin de la véritable spontanéité. La vie ne peut pas être emprisonnée dans un modèle figé, fut-il inspiré pas des personnes exceptionnelles.

ANNIE MOTEI.

4. Etre en forme et avoir la forme

En sport et dans l'exercice, le mot « forme » peut signifier deux choses bien différentes. La première est la forme mesurée par le rythme cardiaque, le pourcentage de graisse dans le corps, la capacité pulmonaire, le poids, le taux de cholestérol dans le sang et tant d'autres indices physiques traditionnels et plutôt faciles à saisir. La deuxième est l'état psychophysique de quelqu'un au jour le jour, un peu synonyme d'humeur, de disponibilité, de concentration. Quand un athlète dit « avoir la forme », on l'imagine prêt à la compétition, tonique, alerte et calme à la fois. (Je remarque en passant que les athlètes trouvent « la forme » ainsi définie extrêmement difficile à décrire. Leur discours devient alors assez lyrique et poétique, à la limite même métaphysique.) Il se peut qu'un cycliste soit *en forme :* bien préparé, bien musclé, bien entraîné. Cependant, si au moment de la course il n'a pas *la forme,* il aura des résultats décevants par rapport à ses efforts, dépensant beaucoup trop d'énergie pour une performance peu convaincante.

Je souhaite considérer le deuxième type de « forme » sous l'optique d'Alexander. Pour qu'il n'y ait pas d'équivoque dans cette discussion, je propose que, dans ce chapitre, le mot « forme » se limite donc à cet état psychophysique de concentration et de disponibilité, et non pas au conditionnement physique mesuré par des instruments, des tests et des examens médicaux.

La forme et le conditionnement physique ne dépendent pas directement l'une de l'autre. Il est possible d'avoir la forme tout en étant mal conditionné, ou d'être dans un état d'excellent conditionnement physique sans trouver la forme. Bien sûr, il est également possible d'avoir la forme et le conditionnement en même temps, ainsi que de n'avoir ni l'un ni l'autre. Une personne bien coordonnée – celle qui a la forme – peut faire une longue promenade en montagne sans aucune préparation physique. Une vieille femme qui porte un lourd fardeau sur sa tête (ce qui est très commun en Afrique, par exemple) démontre avoir la forme. Il est donc évident qu'au niveau de la force ainsi que de l'endurance, la forme est plus importante que le conditionnement physique.

La forme est synonyme d'usage de soi, ainsi que de « style ». Plus précisément encore, « avoir la forme » est synonyme de « faire un bon usage de soi ». La forme joue un rôle dans le travail de conditionnement physique, et *vice versa*. Pourtant, leur interaction est inégale : la forme est la plus importante des deux. Si vous poursuivez le conditionnement physique en faisant un bon usage de vous-même – autrement dit, tout en ayant une bonne forme ou un bon style – vous atteindrez *certainement* votre conditionnement optimal plus vite et plus facilement. Par contre, si vous êtes bien conditionné, vous pourrez *probablement,* mais non pas certainement, trouver votre forme avec un peu plus d'aisance. Les milliers d'athlètes dont le conditionnement est parfait et qui ne trouvent pas pour autant la forme sont la preuve de cette inégalité.

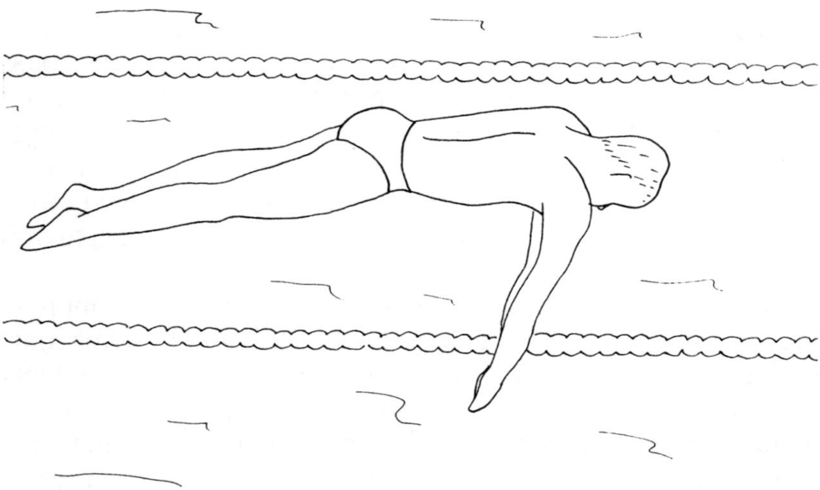

Un nageur et une nageuse au moment où ils plongent.
« Ce ne sont pas les perles qui font le collier, mais le fil. » (Flaubert.)

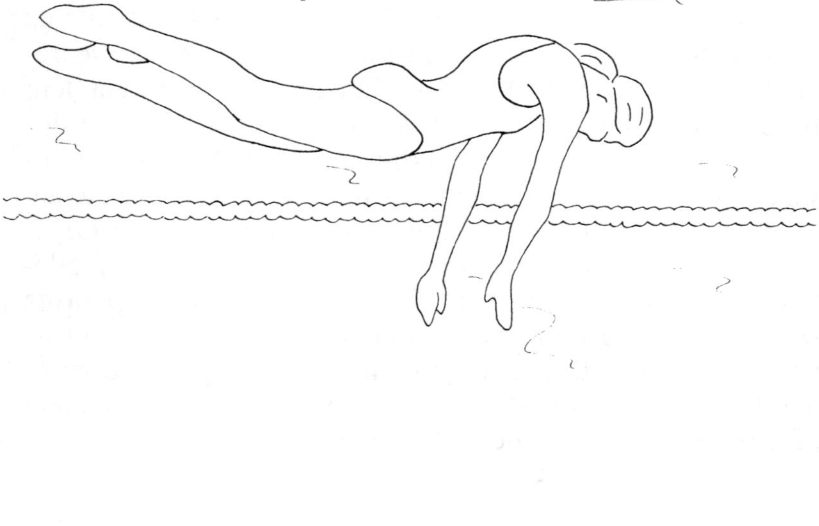

Dans ce chapitre, je propose de vous montrer comment la technique Alexander peut vous aider à avoir la forme. Comme je l'ai déjà dit, plusieurs facteurs jouent des rôles importants dans le sport et l'exercice. Il vous serait utile de connaître tous ces facteurs et de les étudier avec l'aide d'un ami sportif plus expérimenté que vous, ou avec l'aide de livres et de journaux, de professeurs et de cours dans une école ou dans un club. La technique Alexander est un complément d'information, sans pouvoir jamais remplacer d'autres sources d'information, de recherche et de connaissance.

5. Des priorités

Avoir cette forme, synonyme de bon usage de soi, doit être votre plus grande priorité. Ayez comme objectif non pas de courir le plus vite possible, mais de courir le plus vite possible dans la meilleure forme possible. Dans un petit livre sur la bonne forme des coureurs, nous trouvons le conseil suivant : « Faites ce qui vous arrive naturellement, pourvu que ce qui est "naturel" soit correct sur le plan mécanique. Si ce n'est pas le cas, faites ce qui est correct mécaniquement jusqu'à ce que cela devienne naturel (3). » Nous sommes en présence d'un jeu de mots sur deux signifiés du mot « naturel » : celui des lois de la nature (autrement dit, ce qui est intrinsèquement correct) et celui de « spontané », sans préméditation. Vous devriez donc cultiver ce qui est intrinsèquement correct *(naturel)* jusqu'à ce que cela devienne facile et spontané *(naturel),* même si les sensations qui accompagnent ce qui est mécaniquement correct sont perturbantes au départ.

Il se peut que vous couriez plus vite avec un style peu correct mais habituel pour vous, qu'avec un style correct mais inhabituel. Cette vitesse plus importante risque néanmoins de vous coûter cher, puisque le mauvais style augmente les pro-

3. *Running with Style* (Courir avec style) (World Publications, Mt. View, Californie, 1975), p. 4.

babilités d'accident et de blessure. A long terme, le bon style – le bon usage de soi – qui est à la fois source de bien-être et de santé, garantit des performances optimales en compétition.

La sensation de mal faire quand on est en train de bien faire est un empêchement tellement important dans le développement du bon usage de soi qu'elle mérite une discussion plus détaillée. Pour l'athlète accompli, la conscience de sa propre forme est entièrement positive. La forme requiert une certaine attention, la participation de la volonté qui dirige le geste. Quand l'athlète se trouve parfaitement coordonné, il a l'impression que la forme vient d'elle-même. Cela ne veut pas dire que la volonté est absente ; dans ce cas, elle est tout simplement efficace et économique, et le « non-faire » serait alors synonyme de « bien faire ». Avant d'arriver à l'état où l'effort conscient de la volonté aide la bonne forme, vous risquez d'être gêné par un tel effort.

Imaginons que vous avez acquis une certaine appréciation de la bonne forme. Vous avez clairement dans votre tête des normes, des critères de coordination et de style. Pourtant, vous n'avez pas encore les techniques nécessaires pour agir selon ces critères. Dans ce cas, vous aurez la sensation que tout ce que vous faites est faux : chaque pas, chaque coup de rame, chaque lancement de ballon vous semble éloigné de vos idéaux de bonne forme. Un cercle vicieux s'installe : vous êtes conscient de mal faire ; cette conscience vous gêne et à cause de cette gêne vous vous coincez, devenant ainsi incapable de bien faire.

La solution est de vous permettre de mal faire, et de vous observer faire sans vous juger. Ne pensez pas à « bien faire », mais plutôt à élargir votre marge d'erreur. En vous investissant dans les processus plutôt que dans les résultats, vous arriverez tôt ou tard à une amélioration de vos résultats. Si certaines constantes de coordination sont plus ou moins solides, mal faire n'a pas d'effets vraiment nocifs. D'ailleurs, quand vous travaillez avec un minimum d'intelligence et de retenue, plusieurs aspects de votre jeu deviennent corrects d'eux-mêmes, et d'autres perdent de l'importance. Peu à peu, vous abandonnez l'envie de bien faire, la conscience de votre propre imperfection cesse de vous gêner et vous commencez à bien faire sans vous en rendre compte.

Alexander raconte une anecdote amusante et instructive au sujet de l'envie de gagner et ses effets sur la performance d'un athlète, le joueur de tennis W. H. (Bunny) Austin à Wimbledon : « A un certain moment pendant le match, il jouait tellement mal qu'il a décidé de ne pas essayer de gagner le set, mais aussitôt la décision prise, il a commencé à jouer selon sa forme habituelle. Par conséquent, il a décidé à ce moment qu'il essayerait de gagner après tout, et immédiatement il est retombé dans le jeu médiocre qui l'avait mené à ne pas essayer de gagner. Il me semble que parfois les êtres humains aiment non seulement se faire duper par les autres, mais se dupent volontiers eux-mêmes (4). »

Bref, foncer droit au but (vouloir gagner le set) entraîne un mauvais usage de soi (le jeu médiocre) qui rend le but impossible à atteindre. Participez donc à une compétition non pas avec l'intention de la gagner, mais avec celle de faire de votre mieux, ce qui pourrait éventuellement vous amener à obtenir un bon classement. Rod Laver, le grand champion australien, semble partager cet avis : « Faites de votre mieux. Si vous ne jouez pas votre propre jeu, vous serez sûr de perdre. Si vous commencez à vous inquiéter de l'importance de la victoire avant qu'elle n'arrive, vous paniquerez complètement. Jouez chaque coup comme vous le voyez. Et ne commencez pas à vouloir que les balles tombent du bon côté. Dès que vous commencez à le vouloir, vous êtes mal parti (5). »

---

4. *The Universal Constant in Living,* p. 106.
5. Richard Williams : « Age of the Rocket Man » (l'Age de l'homme-fusée), dans *The Independant on Sunday Review,* 20 juin 1993, p. 11.

6. La perception sensorielle et les habitudes

Ne considérez jamais que votre forme va de soi – que ce soit à un moment précis, à court terme ou à long terme. Imaginons que vous courez une fois autour du stade avec un style parfait. Cela ne veut pas dire que vous allez faire le prochain tour avec le même style. De même, si vous avez trouvé la forme un jour, rien ne garantit que vous l'aurez le lendemain.

Deux forces agissent en même temps sur cette question : la fausse perception sensorielle et les habitudes. La majorité des personnes a une idée peu précise de ce qu'elle fait et de ce qu'elle est. Regardez un cours d'aérobic ou de danse dans un club, par exemple : vous verrez vingt personnes exécuter le même exercice, le même geste de vingt manières différentes. Certaines de ces manières seront sûrement inélégantes et inefficaces, voire préjudiciables, à cause d'un style incorrect. Il se peut que quelqu'un torde son cou, lève ses épaules, contracte son dos, serre sa mâchoire et retienne sa respiration tout en croyant, ou plutôt en sentant, qu'il est parfaitement détendu. C'est un exemple de fausse perception sensorielle. La plupart des personnes dans notre classe hypothétique font un mauvais usage d'elles-mêmes sans en avoir conscience. De fait, nous pourrions aller plus loin et déclarer que la perception sensorielle de la majorité des personnes est fausse la plupart du temps.

La seule façon sûre d'améliorer votre perception sensorielle est d'améliorer l'usage que vous faites de vous-même. Plus votre usage est correct, plus les informations que votre proprioception recueille et analyse seront précises.

Certaines stratégies – vous regarder dans un miroir en pratiquant un sport, par exemple – peuvent vous aider à devenir plus conscient de votre performance et à l'améliorer. Cependant, il est beaucoup trop facile de regarder sans voir. Dans ce cas, le miroir sera inutile. Imaginons que vous vous observiez dans un miroir sans savoir exactement ce que vous cherchez, ou que vous jugiez votre apparence physique sans le recul d'un regard clinique ; alors, vous regarder deviendrait un simple exercice de narcissisme, que vous disiez « Je suis beau » ou « Je suis laid ».

7. Tension et relaxation

La bonne forme n'est pas une question de relaxation, mais plutôt de tension nécessaire. Regardez les gens ramer dans les machines d'un club. Presque tout le temps, un athlète dont l'usage de soi n'est que moyen rend sa colonne vertébrale trop molle, ainsi que son cou. A cause de cette détente excessive, il arrondit son dos et jette sa tête vers l'avant et vers l'arrière avec chaque coup de rames. Cela rend sa forme inefficace, et le rameur est par conséquent obligé de compenser cette inefficacité avec trop de tension dans ses épaules et ses bras, ainsi que dans d'autres parties de son corps (pieds et mâchoire). Pour qu'il n'y ait pas trop de tension dans les parties affectées, le rameur a besoin d'abord de tonifier les parties trop molles. Autrement dit, il a besoin de la tension juste, dans l'intensité juste, pendant le temps juste, aux endroits justes – y compris dans le cou, qui doit absolument soutenir la tête d'une manière très active.

Ce que la plupart des personnes appellent « relaxation » n'est qu'une sorte d'écroulement ou d'affaissement, un problème plutôt qu'une solution. Je note en passant qu'il est souvent plus difficile pour quelqu'un – athlète ou sédentaire – de trop détendu (hypotonique) à trouver sa tension nécessaire que pour quelqu'un de trop tendu (hypertonique) de gérer intelligemment sa tension excessive.

La tension nécessaire n'est pas exclusivement une question de quantité (assez de tension ou assez de relaxation). Elle n'est pas non plus un mélange de tension et de relaxation (le chanteur qui chante juste n'est pas celui qui chante avec un mélange de notes trop hautes et trop basses). La quantité de tension, sa durée et son placement précis jouent tous un rôle dans la forme, le style, l'usage de soi. Pourtant, c'est la qualité elle-même de

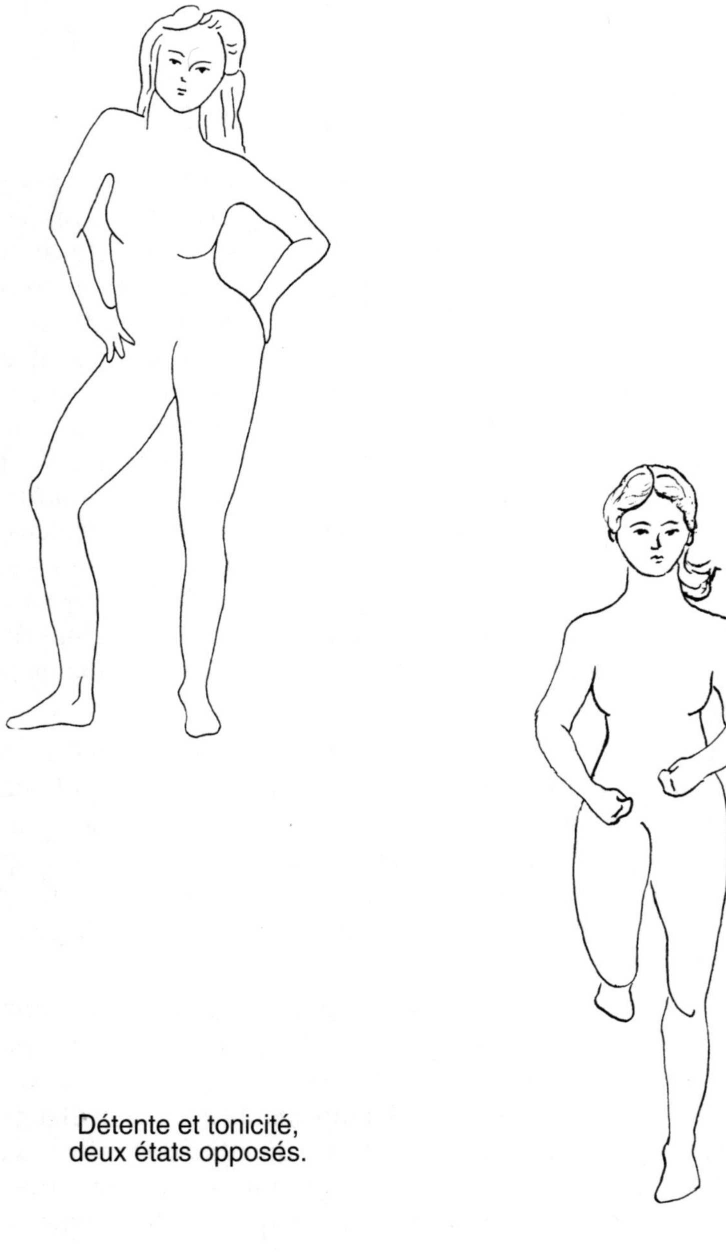

Détente et tonicité,
deux états opposés.

la tension qui détermine si la tension est juste ou fausse. Quand un bébé bien alerte tient votre main dans la sienne, ou quand une fillette serre ses bras autour de votre cou et ses jambes autour de votre taille, la qualité du tonus musculaire de son corps entier – sa texture, son intensité, sa distribution – est véritablement celle que vous devriez chercher dans votre propre coordination : souple, ferme, élastique, vivante. Un médecin expérimenté et sensible manipule ses clients avec un toucher semblable. La qualité de son toucher ne résulte pas exclusivement d'un état corporel. De fait, la source de ce toucher libre, dynamique et bienfaisant est un état d'âme – une attitude intérieure, de confiance en soi et de confiance dans les autres.

8. Le corps entier

La bonne forme requiert toujours la coordination du corps entier. L'efficacité et la réussite d'un athlète dépendent de la participation coordonnée de chaque groupe de ses muscles. « Participation » n'implique pas nécessairement un engagement actif. Certains muscles et groupes de muscles doivent rester complètement passifs lorsque vous exécutez tel ou tel geste. Or, même dans ce cas, vous êtes obligé d'utiliser votre esprit activement pour les rendre passifs et les garder passifs. Le biologiste Sherrington, admirateur du travail d'Alexander, a dit à propos de l'inhibition que « s'abstenir d'un acte n'est pas moins un acte qu'en commettre un (6). » Commander aux muscles de rester inactifs est, tout comme leur donner l'ordre de fonctionner, une activité de la volonté. Ne rien faire demande la même attention et disponibilité que faire quelque chose. La vraie signification du terme « coordination » est l'équilibre idéal de ces deux activités.

Les mécanismes du corps sont liés de telle façon que des groupes de muscles qui semblent peu importants ou très éloignés du centre d'une activité peuvent jouer un rôle crucial dans

---

6. Cité par Alexander : *The Universal Constant in Living,* p. 110.

la coordination et la bonne forme, affectant ainsi l'activité dont ils semblent être éloignés.

Bud Winter, entraîneur dont les performances étaient merveilleuses, a écrit sur l'entraînement des coureurs de courte distance. Un athlète de haut niveau court quelque trente yards en trente secondes. « Après, nous examinons sa performance et je lui dis de penser à deux choses quand il refait son parcours : garder ses mains et sa mâchoire détendues. Invariablement il raccourcit son temps de course d'un à deux dixièmes (7). » Cela démontre combien les mains et la mâchoire jouent toutes deux un rôle dans l'athlétisme, mais le principe s'applique à toutes les parties du corps dans toutes les activités. Certaines parties sont plus importantes que d'autres, mais aucune n'est négligeable. Certaines parties doivent être rendues et gardées détendues, d'autres encore doivent être activées d'une façon assez positive. Quand le coureur détend ses mains, par exemple, il ne doit pas permettre à ses mains et à ses poignets de devenir trop détendus, pour éviter de gêner l'action de pompe des avant-bras. De fait, tout coureur devrait s'imaginer tel un quadrupède pour qui tous les membres jouent des rôles très actifs, plutôt qu'un bipède pour qui l'importance des jambes est nettement supérieure à celle des bras.

9. Des constantes universelles

Il est des constantes de la coordination qui s'appliquent à tout être humain, dans toute activité. Autrement dit, certains aspects positifs du style d'un coureur quelconque seraient souhaitables pour tout coureur sans exception. De fait, ils seraient également souhaitables pour les joueurs de tennis, les nageurs, les golfeurs et d'autres athlètes encore. A la limite, puisque ces constantes de coordination sont universelles, même une personne sédentaire pourrait incorporer certaines des caractéristiques d'un athlète modèle, en rendant ainsi des gestes ano-

7. *Running with Style,* p. 36.

dins (tels qu'attendre un taxi debout dans la rue, par exemple) plus agréables et plus dynamiques. Le contraire est également vrai. En cultivant une bonne forme dans tout ce que vous faites – la marche, l'acte de manger ou de parler, même l'amour et le sommeil – vous apportez une amélioration indirecte à toutes vos activités sportives. La vie quotidienne elle-même devient ainsi source de vitalité et de tonicité.

Au fur et à mesure que vous acquérez une appréciation critique des constantes de la bonne coordination, vous aurez de plus en plus plaisir à regarder un grand athlète jouer et participer aux compétitions, même si vous ne pratiquez pas son sport. Je n'ai jamais joué au football américain de ma vie, et je suis sûr que je ne le ferai jamais. Pourtant, je suis un admirateur passionné de John Elway, le quarterback (lanceur) des Broncos à Denver. Dans un premier moment, le football américain semble être un sport brutal, même sauvage, l'archétype de l'activité qui oblige ses participants à foncer droit au but. En réalité, l'intelligence psychomotrice d'un Elway est quelque chose d'impressionnant. Ses mouvements sont à la fois économiques et puissants. Quand il lance le ballon, aucune partie de son corps ne travaille trop ou pas assez. Son cou et son dos restent parfaitement stables lorsqu'il lance un ballon d'une vitesse et d'une précision extraordinaires. Regardez un lanceur moyen, et vous serez frappé par les mouvements inutiles de sa tête et de son cou qui subissent un véritable coup de lapin lorsqu'il fait des gestes maladroits avec ses bras et ses épaules.

La coordination de John Elway est facile à apprécier : il suffit de le voir lancer un ballon. Sous l'optique d'Alexander, ce qui est plus admirable encore – et peut-être moins évident à saisir – est sa capacité de rester parfaitement calme dans des situations extrêmement stressantes, puisqu'une équipe entière d'hommes-monstres fait tout (y compris les coups les plus brutaux) pour empêcher le lanceur de bien lancer. Le calme d'Elway est signe de sa faculté d'inhibition, grâce à laquelle il ne se permet pas de réagir trop tôt, avec panique, empressé ou hésitant. Autrement dit, John Elway est un grand athlète parce qu'il est exceptionnellement intelligent.

La coordination d'Elway est donc synonyme de sa capacité d'inhibition. Si vous souhaitez imiter les qualités vitales de tel athlète, vous risquez de rater le coup en imitant sa coordination sans reconnaître l'intelligence qui anime cette coordination. Nous avons tous et toutes trop facilement tendance à admirer l'intelligence d'un scientifique, d'un écrivain, d'un homme politique, tout en admirant le physique ou les performances d'un athlète. Or, il n'existe aucune séparation entre corps et esprit. Le grand athlète est par définition un être intelligent. Dans un match récent, le joueur de base-ball Greg Maddux a joué magnifiquement bien, lançant des balles impossibles à frapper et variant son jeu de telle façon que ses adversaires n'étaient pas capables de prévoir ce qu'il allait faire d'un coup à l'autre. A la suite du match, son entraîneur a déclaré que « personne n'arrive à suivre ses processus mentaux (8) ». Dans une autre occasion, Oscar Robinson, légendaire pionnier du basket-ball aux Etats-Unis, a observé en parlant de la qualité des équipes de basket-ball d'aujourd'hui que « la capacité de penser sur le court n'est plus là (9). » Bref, ce sont les processus mentaux, la capacité de penser et l'intelligence qui donnent à chacun et à chacune de nous la bonne forme, rendant ainsi le sport et l'exercice salutaires et bienfaisants.

10. L'imitation

L'imitation en tant que phénomène de vie – source d'apprentissage, outil dans les relations humaines – est présente un peu partout même si nous n'en avons pas conscience. Enfants, nous imitons les membres de nos familles, nos camarades, nos institutrices. Adultes, nous admirons telle ou telle figure publique, une comédienne, un homme politique. Souvent inconsciem-

---

8. *International Herald Tribune,* 23 octobre 1996, p. 20.
9. *International Herald Tribune,* 31 octobre 1996, p. 19.

ment, peut-être sans le souhaiter, nous nous laissons influencer par des gens dont la personnalité est forte, qu'elle soit admirable ou abominable. Nous finissons par imiter tel ou tel aspect de leur comportement, même des aspects que nous trouvons objectivement négatifs.

Il serait donc utile de devenir conscient des mécanismes de l'imitation, et de les utiliser d'une façon constructive. Selon les principes de la technique Alexander, un bon modèle n'est pas nécessairement celui dont les performances sont les plus réussies, mais plutôt celui qui fait un bon usage de lui-même. Néophyte du patinage sur glace, je regardais avec admiration un petit garçon de 4 ans qui faisait lui aussi ses débuts. Il y avait d'autres gamins, plus âgés et plus expérimentés, qui patinaient aisément et rapidement autour de la patinoire. Pourtant, leurs corps étaient tordus par l'effort de battre les autres, d'aller de plus en plus vite, de s'exhiber avec vanité tels de jeunes paons. Par contre, le petit garçon faisait le tour de la patinoire lentement, prudemment, pas à pas, son énorme tête délicieusement équilibrée sur son petit cou. Nous pourrions dire qu'il patinait « mal », pourtant son style – relatif à son niveau technique – était absolument parfait. Grâce à cela, il était donc meilleur professeur, pour moi et pour tous ceux qui voudraient apprendre à patiner, que les gosses qui fonçaient droit au but à grande vitesse.

Si vous vous décidez à imiter l'usage d'un modèle plutôt que ses performances, vous n'aurez plus besoin de limiter vos modèles aux personnes qui pratiquent la même activité que vous. Même si vous ne pratiquez qu'un seul sport – la natation, par exemple – vous pouvez apprendre d'un danseur, d'un golfeur, d'un musicien, d'un homme et d'une femme, d'un enfant, voire d'un animal. Vous gagnerez beaucoup plus à imiter le bon usage qu'un chat ou qu'un cheval fait de lui-même qu'en imitant le mauvais usage de l'athlète célèbre qui fonce néanmoins droit au but.

11. Le principe de l'alternance

L'idéal serait pour vous de faire un bon usage de vous-même à tout moment. Bien s'utiliser est synonyme d'« aller vers le haut », autrement dit de diriger votre organisme en laissant une certaine énergie circuler le long de votre colonne vertébrale, du bas vers le haut. Vous devriez donc aller vers le haut en marchant et en courant, aller vers le haut en parlant et en mangeant, aller vers le haut en vous entraînant et en participant à une compétition… Quand vous arrivez à aller vers le haut tout le temps, toutes vos activités contribuent à votre santé et à votre bien-être. Avant d'avoir maîtrisé cet aspect de la technique Alexander – la pensée fondamentale qui anime le bon usage de soi – il vous sera nécessaire d'arrêter vos activités de temps en temps pour mieux cultiver cette direction. Autrement dit, alternez la pratique d'une activité et la direction de votre forme, jusqu'à ce que vous puissiez faire les deux à la fois.

Prenez donc quelques minutes avant de commencer une séance de sport pour devenir conscient de votre usage. Vous pouvez le faire en vous allongeant sur votre dos, par exemple, ou en vous mettant pendant un moment dans la position dite du *singe* ou celle de la *feinte,* en exécutant quelques *« Ah chuchotés »,* en vous asseyant sur vos genoux, à la japonaise. Une bonne manière est tout simplement de marcher doucement en réfléchissant non pas sur la distance que vous allez parcourir ou les poids que vous allez lever, mais sur l'usage que vous faites de votre tête, de votre cou et de votre dos.

Si vous fréquentez un club, arrêtez-vous régulièrement pour diriger à nouveau votre organisme, et profitez de la pause pour regarder les autres membres du club pratiquer leurs sports. La majorité des personnes s'utilise assez mal. Les regarder est donc une leçon sur les choses à éviter, une leçon d'ailleurs inestimable. Tout de même, il est des gens dont la forme est plutôt bonne ; n'hésitez alors pas à étudier leur style et à analyser avec plaisir leur intelligence psychomotrice.

A la fin de votre séance d'entraînement, prenez encore une fois quelques moments pour renouveler l'attention à la forme. Ralentissez vos activités jusqu'à ce qu'il devienne facile pour vous de diriger votre organisme. Finissez, si vous voulez, avec quelques minutes de *repos actif* ou avec une brève méditation assis sur vos genoux.

Il est parfois extrêmement agréable de se dépenser intensément. Il est plus agréable encore de le faire tout en cultivant la conscience, l'attention, la concentration et la retenue caractéristiques de la bonne forme. Si à la fin d'une séance de travail vous rentrez chez vous rayonnant de tonicité et de liberté, content des moyens que vous avez utilisés et insouciant des résultats obtenus ou ratés, vous aurez alors fait un bon travail.

12. La technique Alexander et l'équitation

« Lorsque j'étais enfant et adolescente, je participais à de nombreuses compétitions de niveau national. La compétition était alors pour moi source de satisfaction et de réussite. Puis, peu à peu, je commençai à "lever le pied", la motivation du départ s'atténuant très nettement. Pourquoi ? La dernière année fut moins brillante que les précédentes au niveau des résultats. Mais était-ce l'unique raison de ce désintérêt progressif ?

« Il est vrai que le travail effectué sur les chevaux me satisfaisait de moins en moins, et je sortais régulièrement frustrée de mes parcours. Si bien qu'à la fin je décidais d'arrêter la compétition et même la pratique de l'équitation. Parallèlement à cela, j'avais, à la suite de plusieurs chutes, de gros problèmes de santé qui me handicapaient énormément : migraines, maux d'estomac, difficulté à écrire, douleur incessante dans l'épaule. Il était temps pour moi de changer quelque chose et de me prendre en main.

« C'est alors qu'après avoir essayé en vain différentes médecines à Londres, j'ai découvert la technique Alexander. Cette méthode a été pour moi le début d'une aventure personnelle passionnante et l'occasion de remettre "le pied à l'étrier", chose que je n'avais pas faite depuis six ans.

« En découvrant le principe Alexander, j'ai été troublée de constater l'étroite relation entre ce travail et le dressage des chevaux, ainsi que l'importance du cavalier dans tout cela. Au fond, on recherchait la même chose : une attitude juste dans le mouvement, tout en respectant certains principes applicables à pied mais aussi à cheval.

« C'est alors que j'ai vu l'étendue du travail à effectuer et, tout en suivant la formation Alexander, je me suis remise à monter à cheval. La personne chez qui j'allais monter, professeur de la technique Alexander elle-même, m'a ré-enseigné l'équitation à la base. Pendant un an, je ne montais qu'à la longe. J'ai pu ainsi redémarrer à zéro, même si parfois c'était dur. Mais cela m'a permis de prendre conscience des attitudes plus ou moins défectueuses accumulées tout au long de ma vie de cavalière.

« Cela m'a pris beaucoup de temps pour me défaire progressivement de mes mauvaises habitudes. Et c'est au fur et à mesure de ce travail que l'idée d'enseigner l'équitation de cette manière m'a tentée. J'aimais surtout enseigner en tenant compte du travail sur la prise de conscience tant au niveau du corps que de la pensée. Je constatais que l'un et l'autre étaient indivisibles, et je découvrais la relation entre les deux : le corps se crispe, le mental se durcit, on oublie de respirer et le corps se tend. On veut atteindre un objectif et on se précipite dans l'action, le cheval accélère, se dérègle ; on essaie de changer un défaut, mais le corps résiste.

« On pourrait ainsi prendre maints exemples qui prouveraient tout ce que ce travail Alexander peut apporter.

« Peu à peu, l'enseignement de l'équitation m'a paru très complet vu sous cet angle, car on ne travaillait pas seulement sur le cheval, sur le cavalier, sur le couple ou sur l'enseignement de l'équitation. Non, ce travail s'étendait bien au-delà de cette limite.

« Un cavalier stressé naturellement transmet immédiatement cet état à son cheval. Le rôle de l'enseignant est ici de mettre le doigt sur la raison du stress et de travailler dans ce sens, afin d'améliorer la pratique à cheval. Comment se débarrasser de ces problèmes ?

« Si l'on aborde l'enseignement de l'équitation sous cet angle, et c'est ce que j'essaie de faire, la technique Alexander est un extraordinaire outil complémentaire pour aider à résoudre les difficultés rencontrées sur le terrain.

« Depuis lors, je me suis remise à monter en compétition à un niveau national, mais pas du tout dans le même état d'esprit qu'auparavant. De chaque parcours, je tire un enseignement intéressant en tant que compétiteur, enseignant ou formateur.

« Par le biais de cette méthode, mon expérience s'enrichit au niveau de la connaissance en ressources humaines, en technique équestre, en savoir-faire et en savoir-ETRE. »

VÉRONIQUE BARTIN (10).

10. Enseignante de technique Alexander et d'équitation dans le Cher.

CHAPITRE VIII

Les arts du spectacle

1. Deux personnalités

Emission de musique classique à la télé. Un orchestre symphonique joue une œuvre que vous ne connaissez peut-être pas. Des caméras placées en plusieurs endroits vous permettent d'observer les différents musiciens, chacun à leur tour : les violons, cuivres, percussions, le chef d'orchestre. Chaque musicien se conduit d'une manière entièrement individuelle – une fascinante leçon de mouvement et de posture, de concentration, de professionnalisme et de musicalité. Peu à peu, votre attention est attirée par deux musiciennes en particulier : deux jeunes violonistes qui partagent un pupitre. Les caméras continuent à montrer tout l'orchestre en alternance, mais maintenant vous attendez avec impatience le regard que les caméras jettent sur ces deux instrumentistes.

Vous êtes frappé par l'énorme différence que vous notez entre ces deux musiciennes. La violoniste de gauche – appelons-la Jeanne – bouge sans cesse, son dos légèrement voûté, sa tête inclinée vers le pupitre. Son violon monte et descend dans l'espace à chaque coup d'archet. La tête de Jeanne bouge avec le violon ; ses cheveux tombent sur son visage, et elle rejette sa tête vers l'arrière toutes les deux ou trois mesures. Il y a quelque chose de très énergique et d'insistant dans son jeu. Vous la trouvez assez attachante. En effet, vous vous rendez compte que quand elle bouge sa tête vous bougez la vôtre aussi, presque comme si vous étiez en train de jouer avec elle. Participer au concert d'une façon à ce point active vous satisfait intellectuellement, tout en touchant vos émotions. Cependant, après un moment, vous devenez conscient d'un certain malaise dans votre nuque. Faire de la musique ainsi, c'est tout de même fatigant !

La violoniste de droite – appelons-la Monique – a un style entièrement différent. Elle est assise vers le bord de la chaise, dos très droit, tête pratiquement immobile. Son violon ne bouge pas non plus ; même les coups d'archet les plus vigoureux ne perturbent pas son impressionnante tenue. En la regardant, vous avez l'impression que ses bras sont totalement indépendants du reste de son corps. Son visage est complètement détendu. Au départ de l'émission vous l'aviez trouvée trop raide, froide même, pas aussi attachante que Jeanne. Pourtant, vous avez remarqué après un moment qu'elle joue avec une certaine élégance. Ses gestes vous semblent à la fois économes et sûrs, presque comme ceux des grands acrobates que vous aviez vus lors des derniers jeux olympiques. Monique se comporte avec une telle dignité et joue avec une telle concentration que vous devenez bientôt hypnotisé par la beauté et la puissance de son jeu.

2. L'usage de soi

Vous avez observé deux personnes que tout sépare : personnalité, posture, attitude, technique, interprétation. Jeanne gaspille son énergie, mettant trop d'effort à jouer ; plus exactement, son effort est mal placé, ce qui se traduit par des mouvements constants de sa tête et de son violon vers le bas et vers le haut. Ces mouvements risquent de rendre sa technique moins fiable : certaines notes sont trop accentuées, d'autres manquent de justesse ou de précision. Les mouvements de son corps et de sa tête affectent son jeu d'archet ; parfois elle met trop de pression sur certaines notes, d'autres fois pas assez.

Son rythme est inégal ; à cause de toute son excitation, elle a tendance à se presser et à jouer trop vite. A la fin d'un concert elle est épuisée ; à la fin de la saison elle a mal au dos ; après deux ou trois saisons, elle souffre de tendinite dans le poignet gauche.

Monique a une technique parfaitement égale. Autrement dit, elle a la capacité de donner à chaque note le même poids sonore, la même articulation, le même vibrato. Grâce à cette capacité, elle peut alors choisir de changer le sens musical d'une note ou d'une phrase, les rendant ainsi plus ou moins intéressantes selon les indications de la partition ou les directives du chef d'orchestre. La justesse des notes est parfaite, ainsi que leur rythme. Monique regarde le chef d'orchestre avec attention, mais sans que ce regard la distraie de son propre jeu, même quand le chef d'orchestre bouge à son tour d'une façon peu claire ou peu élégante. Nous pourrions dire que Monique joue bien même quand le chef d'orchestre dirige mal. A la fin du concert, elle dispose de plein d'énergie. Elle est en pleine forme, et même les longues tournées de l'orchestre, avec ses répétitions sans fin et ses voyages inconfortables, ne lui donnent pas mal au dos.

Les deux violonistes de notre exemple illustrent plusieurs des principes de base de la technique Alexander. Elles ont chacune leur façon à elles de bouger, de travailler, de s'exprimer en tant que personne et artiste ; en bref, chacune a sa façon de vivre. Alexander aurait parlé non pas d'une façon de vivre, mais plutôt d'un usage de soi qui se caractérise par de nombreux aspects : la dépense d'énergie, l'équilibre entre tension et relaxation, l'économie et l'élégance des mouvements, et encore bien d'autres signes.

3. L'exaltation

En regardant les deux violonistes, nous sommes vite frappés par leurs remarquables différences physiques. De cette observation nous tirons une conclusion logique : l'usage de soi, synonyme de coordination, détermine la capacité technique d'un musicien, sa dextérité ou maladresse, sa sonorité. Le musicien bien coordonné joue avec aisance et légèreté. Il déchiffre une nouvelle partition sans difficulté, apprend un nouveau morceau rapidement. Il a une bonne mémoire musculaire, et donc retient facilement les instructions de son professeur ou d'un chef d'orchestre.

Il nous est aussi facile de conclure qu'un tel musicien aura moins de problèmes de santé que son collègue dont la coordination est moins bonne. Trop de tension, trop d'effort et trop de fatigue mènent logiquement à des problèmes musculaires et du squelette : tendinite, névralgies, syndrome du tunnel carpéen, arthroses, rhumatismes…

Nos conclusions au sujet de l'usage de soi, du fonctionnement de l'organisme, des capacités techniques d'un musicien et de sa santé physique, aussi correctes soient-elles, seraient pourtant incomplètes si nous limitions nos réflexions à tout ce qui semble être physique dans le jeu d'un musicien. De fait, il est simplement impossible de séparer les composantes physiques de l'usage de soi de ses composantes mentales. A chaque geste correspond une intention, à chaque action une volonté. Ce qui anime un geste libre est une conception libre elle aussi. La grande différence entre les deux violonistes de notre exemple hypothétique ce n'est pas leurs postures, mais leurs *attitudes* – vis-à-vis de la musique, de l'instrument, d'elles-mêmes.

Dans la musique comme dans tous les arts, il y a quelque chose de sacré, de magique, d'exalté. L'idéal serait que le rôle de l'artiste révèle au public l'exaltation dont l'œuvre d'art est l'expression. La première de nos violonistes, en allant « droit au but » quand elle fait de la musique, devient elle-même exaltée. Elle attire alors le regard du public non pas sur l'œuvre d'art, mais sur elle-même. Son jeu lui coûte cher, ainsi qu'au public qui la regarde et l'entend.

Nadia Boulanger, la plus renommée des pédagogues françaises, professeur de tant de grands musiciens, parla de la différence entre *interpréter* et *transmettre.* En interprétant une œuvre, le musicien met toute la lumière sur lui-même. En la transmettant, il la projette sur l'œuvre d'art. La deuxième violoniste de notre exemple, en utilisant des moyens économiques et sains dans son jeu, en montrant de la retenue et du recul, transmet au public les intentions du compositeur. Alors le public peut diriger son attention non pas sur les musiciens devant lui, mais sur la grandeur de l'œuvre d'art.

4. Universalité et individualité

Le professeur de technique Alexander qui compare Jeanne et Monique voit tout de suite que Jeanne va « droit au but » dans son envie de créer de l'exaltation musicale, devenant ainsi exaltée elle-même, alors que Monique utilise un ensemble de moyens indirects pour révéler au public l'exaltation inhérente à l'œuvre musicale. La retenue et le recul caractéristiques de son attitude, et la coordination, technique et sonorité qui en sont la conséquence, sont exactement les qualités qu'un professeur de technique Alexander aurait voulu développer chez un élève musicien.

Pour un musicien, étudier la technique Alexander implique d'abandonner certaines habitudes de gestes et de conception (comme celles de Jeanne, la violoniste qui « fonce droit au but ») pour cultiver d'autres habitudes (dont Monique est le modèle idéal). Je ne souhaite pas suggérer que tout musicien doive jouer d'une seule façon. Il est parfaitement possible pour chaque personne d'exprimer pleinement son individualité tout en s'utilisant d'une façon qui est en fait universelle (d'ailleurs, Alexander aimait dire que l'individualité n'est qu'une habitude). Effectivement, si nous comparons plusieurs musiciens dont les gestes sont conformes aux principes d'Alexander, nous serons frappés d'un côté par ce qui les rapproche au niveau de l'usage de soi et d'un autre côté par ce qui les éloigne musicalement. Le suisse Alfred Cortot (qui a passé presque toute sa vie en France) et le polonais Artur Rubinstein (parisien pendant de longues années) avaient chacun leur personnalité artistique, leur tempérament, leur sonorité, leurs convictions. En entendant un enregistrement de Cortot, nous ne pouvions jamais nous tromper et croire que nous étions en train d'écouter un disque de Rubinstein. Pourtant, les deux s'utilisaient d'une façon semblable, le dos toujours ferme et dirigé vers le haut, le cou dans une extension naturelle de la colonne, la tête bougeant peu et sans gêner le port du cou, tous les gestes économes, discrets et puissants.

Le voyage « alexanderien » d'un artiste n'est pas sans difficultés. A cause de la fausse perception sensorielle, le musicien dont l'usage de soi n'est pas naturel ne se rend pas vraiment compte de ce qu'il fait. Il doit d'abord acquérir une conscience de lui-même, laquelle risque d'être gênante : sentir nos propres tensions habituelles pour la première foi peut être tellement désagréable que nous nous croyons alors plus tendu que jamais. Un musicien a mis de longues années à cultiver ses habitudes de jeu. Les habitudes sont normalement très obstinées ; celles cultivées consciemment et d'une façon disciplinée peuvent être plus obstinées encore. En plus, les habitudes d'un musicien ne sont pas simplement physiques ou psychophysiques : elles ont aussi un côté professionnel et esthétique. Bref, le musicien s'est profondément investi dans chacune de ses habitudes. Alors, le changement peut être douloureux.

Agnès de Brunhoff, musicienne et professeur de technique Alexander à l'Ecole nationale supérieure des arts et techniques du théâtre (ENSATT), nous parle maintenant du parcours des musiciens et comédiens en utilisant un point de repère universel : la voix.

5. La technique Alexander et la voix

a) Lâcher et laisser faire

« La voix est un véhicule entre dedans et dehors, entre soi et les autres, le lieu de rencontre entre le psychisme et le physique. Elle est un domaine de recherche et de progrès constants. Ce n'est pas par hasard qu'elle a été le point de départ de la démarche d'Alexander. Associée à la technique Alexander – en elle-même un outil exceptionnel – la voix nous donne à tous et à toutes de très grandes lignes de travail et de vie.

« En cette fin de siècle nous arrivons à un point critique de mauvaise utilisation de soi, de déstructuration et d'avachissement corporel, du fait entre autres de professions sédentaires, de l'usage de la voiture et de l'ordinateur, de la méconnaissance des bons mécanismes de l'organisme. Plus que jamais, s'organiser avec un axe aussi fondamental que la tête et la colonne vertébrale est devenu une clef de vie essentielle, grâce à laquelle on peut *rester dans son dos* en réponse aux situations les plus difficiles, au lieu de se désorganiser.

« Le grand apport de la technique Alexander, à mon avis, c'est d'acquérir assez de présence et de stabilité avec son dos pour *lâcher* et pour *laisser faire*. Il faut tenir contre le flot des réticences, de la mode, de la volonté "d'y arriver", des peurs, jusqu'à ce qu'enfin chacun s'arrête et se mette lui-même à concevoir les choses autrement. (Constamment sollicités au même titre que nos élèves par les buts à atteindre et l'envie d'en faire trop ou de s'oublier pour s'occuper de l'autre, nous autres professeurs sommes bien à même de le comprendre.)

« "D'habitude, je suis trop émotionnelle et je me perds, témoigne une jeune élève comédienne de ma classe de première année à l'ENSATT. Mais depuis que nous avons commencé la technique Alexander, c'est la première fois que j'ai l'impression d'avoir la tête sur les épaules."

b) Vision du monde et pratique journalière

« C'est le changement de manière d'aborder les choses, au lieu d'insister sur un blocage et de s'enfoncer, qui permet de résoudre de grosses difficultés. Elisabeth, une jeune violoniste, avait déjà pris des cours de technique Alexander, et appréciait donc l'importance de l'orientation de la tête, du cou et du dos, et l'utilisation de ses directions. Elle gardait tout de même de très fortes tensions liées à une sorte d'insatisfaction permanente par rapport à son niveau musical (par ailleurs excellent). Son mécontentement se manifestait par d'incessants commentaires ou interruptions au cours du travail. Elle n'aurait pu arrêter de se gâcher la vie avec cette exigence dictatoriale qu'en retrouvant la ludicité et en apprenant à se laisser tranquille.

« Nous avons démarré avec plusieurs exercices inhabituels pour une musicienne classique formée jeune :

– Avant de jouer, s'arrêter pour établir la connexion avec le contrôle primaire, et le garder en priorité par rapport à la musique.

– A chaque fois que les tensions et le stress se remettent en place, interrompre le jeu, même si à la fin de la séance nous n'avons pas entendu un seul morceau dans son intégralité.

– Chanter en jouant, ce qui rappelle que la musique naît du corps et non pas d'une idée intellectuelle de la musique.

« Cette méthode est basée bien évidemment sur l'inhibition. Avant de jouer, Elisabeth inhibe sa tendance à négliger ses directions de base. Pendant son jeu, elle s'arrête pour mieux inhiber l'oubli éventuel de ses directions et le manque de continuité de la ligne musicale qui en est la conséquence. Elle inhibe son habitude de se plaindre et de se fustiger. Et, en chantant, elle inhibe certains de ses préjugés sur la musique et le jeu du violon.

« Ensuite, nous avons peu à peu orienté le travail d'Elisabeth vers la respiration de tout le corps pendant qu'elle jouait. Elle a dû apprendre non pas à respirer, mais à *laisser respirer,* tout en prenant conscience des relations entre la colonne d'air et la colonne vertébrale. Peu à peu, Elisabeth est arrivée à jouer en gardant cette aération paisible et puissante avec son corps.

« Enfin, nous avons mis des sons dans cette colonne d'air, toujours sans parler de musique mais plutôt d'instrument corporel. Nous sommes arrivées au chant. Ainsi a-t-elle retrouvé le plaisir physique de la musique à travers un instrument pour lequel elle n'avait aucun a priori.

« Au début, ce travail a engendré beaucoup d'irritation et de frustration, sans parler de ce flottement courant ("Je ne vais pas jouer comme ça en audition !"). En effet, il faut pouvoir défaire ce qui empêche l'interprète d'être à son meilleur niveau tout en tenant compte des impératifs de la compétitivité et de tout ce qui est nécessaire pour mener à bien une carrière artistique. En utilisant sa pensée et son corps d'une manière coordonnée et dirigée vers l'expansion, Elisabeth a découvert une autre voie pour le violon. Aujourd'hui, elle a intégré l'inhibition et les directions à toutes les étapes de sa pratique journalière, et elle réalise qu'elle peut passer moins d'heures à travailler. Elle se prépare de plusieurs façons différentes, par exemple en s'allongeant avant de commencer ses exercices au violon. Pendant la séance de travail, elle est capable de s'arrêter si ça ne va pas. De plus, elle a une très jolie voix !

c) Les dangers de la carrière

« L'exemple de Mireille est aussi très instructif. Chanteuse lyrique à la voix très facile, Mireille s'est retrouvée à la tête d'une carrière qui partait en flèche sans qu'elle ne maîtrise rien. Un beau jour, écrasée par le stress, elle a dû tout arrêter, à cause d'un œdème aux cordes vocales qui lui faisait redouter une opération. Quand elle était venue me voir, elle ne chantait plus du tout. Elle avait déjà eu beaucoup de leçons de technique Alexander en France et au Danemark, et ses directions étaient très présentes. Cependant, on pouvait sentir chez elle des zones d'ombre, dominées par la peur et par les habitudes de chanteuse.

« Durant sa formation de chanteuse, Mireille a dû faire subir à son corps des efforts draconiens, arrivant même à porter une ceinture élastique d'étirement autour des côtes pour augmenter la capacité de soutien thoracique. Parallèlement, elle se trouvait face à une stimulation carriériste de son environnement sans aucun étayage de sa personnalité de chanteuse lyrique. La pression de la carrière l'empêchait alors de découvrir le lien entre les mécanismes profonds de son corps et de sa voix. Ainsi, n'a-t-elle rien eu à opposer à l'angoisse qu'a pu susciter la fin du "miracle vocal" le jour où sa voix a eu des difficultés.

« La voix de Mireille ne tenait pas sans un énorme vibrato sur chaque note, à cause d'un travail du diaphragme démesuré et d'une recherche obsessionnelle d'élargissement et d'ouverture des côtes, ce qu'elle faisait tout en avalant une énorme quantité d'air avant chaque phrase. Malgré ses efforts herculéens, Mireille avait toujours peur de ne pas fournir assez, et elle finissait par forcer son corps à subir des pressions plus grandes encore. D'ailleurs, elle n'a découvert ce vibrato qu'après l'écoute d'une cassette témoin enregistrée pendant le cours, excellent échantillon de la fausse perception sensorielle dont nous sommes tous et toutes des victimes confirmées. Cette cassette l'a aidée également à découvrir ses problèmes de rythme, dont la cause était le délai de cette trop grande quantité d'air que Mireille se forçait à prendre.

« Une petite expérience nous a démontré la déformation de chanteuse qui empêchait le corps de Mireille d'utiliser ses compétences naturelles. J'ai mis une bougie allumée devant elle. Au lieu de laisser entrer de l'air (ce qui est le mécanisme le plus simple et efficace), elle prend violemment de l'air, pour finalement ne pas l'utiliser : la flamme de la bougie ne vacille même pas. La mobilisation athlétique demandée par le répertoire lyrique est impressionnante. On peut comprendre aisément pourquoi une chanteuse finit par créer des tensions importantes si elle ne prend pas le temps d'élaborer petit à petit son instrument, en laissant sa voix se développer dans un chemin de croissance graduelle et globale.

« Mireille est très musicienne ; en retravaillant des morceaux musicaux, tout y est : nuance, rubato, interprétation. Par contre, il lui est impossible de chanter les voyelles bien faites, parfaitement en place rythmiquement, sans aucun trafic dans sa gorge, et de reprendre son souffle entre deux phrases sans inspirer brusquement, mais au contraire en relâchant avec souplesse pour laisser l'air entrer. Cela n'est pas inné et prend du temps. Alors, on force l'inspiration, ce qui crée une accumulation de tensions. Au départ, le musicien doit s'arrêter le temps nécessaire pour vraiment relâcher, ce qui l'oblige à ralentir le tempo de la phrase (on retrouve le tempo du morceau en s'entraînant en mouvements progressifs). Une autre méthode utile : écrire des silences entre chaque phrase sans en changer le tempo, pour qu'il ait le temps d'inhiber toutes les tensions excessives. Pourvu que les silences soient imprégnés eux aussi d'attention musicale, ils ne brisent pas la continuité de la ligne vocale.

« La dernière visite de Mireille chez l'O. R. L. montre une régression de son œdème sur ses cordes vocales. Si elle continue à utiliser son instrument à sa mesure, elle réglera ce problème pour enfin refaire de la scène sur de nouvelles bases.

d) Professionnels, amateurs et étudiants

« Elisabeth et Mireille sont toutes deux des musiciennes professionnelles, mais j'ai rencontré chez les amateurs des recherches tout aussi passionnantes et impressionnantes. En général, les personnes qui veulent chanter sont souvent dépassées par leur désir de "sortir leur voix". La plupart utilisent le vocabulaire vocal comme une évidence ; qui ne parle pas des "passages", de sa voix de tête ou de poitrine, de respirer "avec son ventre" ? Mais ils ne connaissent pas pour autant le fonctionnement de leur propre voix. Les conséquences sont souvent les mêmes : le cou gonflé et écrasé au niveau du larynx, poussé vers l'avant dès l'émission du son ; l'air aspiré brusquement avant chaque son en tirant le ventre, ce qui provoque une hyperventilation pénible ; les jambes bloquées ainsi que tout le bas du corps, puisque tout l'effort porte sur les parties en apparence concernées par la voix ; la cage thoracique soulevée, les grimaces pour articuler et les cordes vocales écrasées dans la gorge. On y voit un lien intime entre un but à atteindre ("faire sortir la voix") et des moyens démesurés.

« Chacun doit faire l'expérience d'un retour à une vraie globalité, à une écoute de soi, tout en respectant ce qui sort de soi en laissant aller vers les autres sans que la volonté ne crée des distorsions. Citons Emmanuel. Ses difficultés à bien utiliser sa voix sont d'autant plus surprenantes, vu sa réussite professionnelle à la tête de sa propre société de consultants. Quand il émet un son tenu, Emmanuel est immédiatement submergé par une émotion inexplicable et perd ses moyens. Peu à peu il apprend à laisser son contrôle primaire tranquille et à compter sur la présence de son dos. Il arrive de cette manière à franchir le cap de ces moments difficiles et à contenir son émotion tout en la découvrant. De fait, rester dans son dos et contenir son émotion ne sont que deux côtés d'un seul état d'âme, témoins de l'impossibilité de séparer corps et esprit. Citons encore Christine, qui ne pouvait chanter plus de quelques mesures sans perdre tous ses moyens ; elle a désormais le plaisir de rester dans son axe, grâce auquel elle *laisse chanter* la phrase musicale avec ses reprises sans même y penser.

« Encourageantes encore, les étapes franchies par les élèves comédiens de la rue Blanche (ENSATT) avec lesquels je travaille en première et deuxième années. Beaucoup parmi eux se plaignent d'avoir une allure stéréotypée et de manquer de tenue en scène, ou encore d'avoir du mal à rester debout longtemps. Nous discutons aussi bien d'un éventuel compromis avec la mode (pour qu'ils portent des chaussures plus pratiques et moins préjudiciables), que de l'amélioration d'un oreiller ou des difficultés dans certaines situations trop émotionnelles, ou de leur façon d'apprendre à apprendre.

« En deuxième année, les étudiants ont développé une conscience d'eux-mêmes. Cependant, dans la pratique ils ont du mal à passer à un autre niveau avec leur corps. Nous travaillons d'abord les bases de la technique Alexander, théoriques (le contrôle primaire, l'inhibition et les directions) ainsi que pratiques (des gestes ordinaires de la vie quotidienne tels que s'asseoir et se lever, les allongements, le *singe*...). Il s'agit d'établir certaines normes de coordination, de mouvement et de comportement. Ensuite, nous faisons des exercices très simples comme des entrées en scène avec une indication quelconque (être saoul, blessé, en retard). Les étudiants perdent souvent à cette occasion tous les moyens que leur avait donné le travail préparatoire de la technique ; autrement dit, ils foncent droit au but et oublient les normes acquises. Pourtant, grâce au progrès qu'ils ont fait en prenant conscience d'eux-mêmes, ils apprennent alors de leurs difficultés au lieu de lutter contre elles.

« Au début réticents, voire sceptiques, les étudiants découvrent peu à peu le sens de la démarche proposée avec la technique Alexander, et finissent par s'étonner de l'étendue des domaines qui bougent suite à ce travail.

« "Lors des répétitions, raconte Gabriel, les chaussures que je portais faisaient beaucoup de bruit alors qu'elles avaient des semelles souples. Je me suis très vite rendu compte qu'en marchant sur scène je frappais le sol de mes talons de façon aberrante. C'est ainsi que j'ai dû petit à petit retravailler mes déplacements et repenser mes directions pour que le bruit s'atténue."

« Il est agréable d'entendre la façon dont le discours d'un élève se transforme suite au travail de technique Alexander. "Pendant le spectacle, continue Gabriel, l'autre problème que j'ai eu était mes chansons. J'avais du mal à entrer dedans, à les chanter. Je perdais mes moyens et mes directions en l'espace d'une fraction de seconde, juste avant de me mettre à chanter. Par conséquent, je respirais mal et mon premier son n'avait pas de vraie tenue. Ainsi, je ne prenais ni le temps d'être ni le temps de faire.” Le jeune homme qui aurait autrefois parlé de ne pas y arriver, parle maintenant du temps d’être et de faire.

« Parfois, les étudiants rejoignent leur professeur dans ce même choix : celui de s’arrêter, d’écouter et d’observer, de rester vivants à la recherche plutôt que de vouloir des réponses immédiates. Un choix exigeant et subtil, qui me renvoie à F. Matthias Alexander à la fin du siècle dernier, quelque part en Australie, neuf ans devant ses trois miroirs à chercher, chercher, chercher… »

AGNES DE BRUNHOFF.

6. Le milieu musical et la technique Alexander

La technique Alexander jouit depuis longtemps de beaucoup d’enthousiasme dans la communauté musicale, surtout dans les pays anglo-saxons, en Israël, en Suisse et en Allemagne. Toutes les écoles d’enseignement supérieur de musique à Londres offrent des cours de technique Alexander à leurs étudiants. La Juilliard School, l’une des plus grandes écoles de musique et d’art dramatique des Etats-Unis, compte plusieurs professeurs de technique Alexander dans sa faculté depuis les années soixante. Plusieurs conservatoires en Allemagne et en Suisse, ainsi que les conservatoires de Tel-Aviv et d’Amsterdam ont eux aussi leurs professeurs d’Alexander. En France, le Conservatoire national supérieur de musique et de danse de Paris offre des cours depuis une dizaine d’années. Plus récemment, l’Ecole d’art lyrique de l’Opéra de Bastille a ajouté des cours de technique Alexander aux activités qu’elle propose à ses jeunes chanteurs et chanteuses.

Dans le monde de la musique, la pénétration de la technique Alexander ne se limite pas aux étudiants dans les conservatoires. Des grands musiciens ont étudié la technique, tels que le guitariste Julian Bream, le pianiste Radu Lupu, les chanteuses Barbara Hendricks et Renata Scoto. Le chef d’orchestre Sir Colin Davis – longtemps directeur du Royal Opera House à Londres – a commencé ses études d'Alexander il y a quarante ans, grâce à l'encouragement de Sir Adrian Boult, lui aussi célèbre chef d'orchestre anglais. Sir Colin a gentiment écrit une préface pour mon dernier livre (1) dans lequel je présente les principes et les procédures de la technique aux lecteurs musiciens. J'y discute également des applications de la technique à tous les problèmes de la musique : technique, dextérité, sonorité, interprétation, la pratique quotidienne, la mémoire, le trac, et encore bien d'autres choses.

Il va sans dire que les musiciens amateurs peuvent eux aussi profiter énormément de la technique Alexander. Je vous ai déjà parlé de mon élève Geneviève. A elle maintenant de parler d'elle-même et de la technique Alexander : « Un professeur de violoncelle me dit un jour en 1991, au cours d'un stage de musique : "Jamais vous ne pourrez jouer du violoncelle, car les extensions de vos doigts sont trop limitées." En désespoir de cause, et face à tous mes blocages (dont les difficultés d'extension n'étaient qu'un des symptômes), je n'avais pas d'autre solution que le recours à la technique Alexander. Aujourd'hui, après cinq années d'application soutenue de cette méthode, je maîtrise de mieux en mieux la technique de l'instrument, ce qui me donne une plus grande ouverture musicale. » De fait, l'une de mes grandes joies en tant que pédagogue est d'entendre les belles improvisations que Geneviève fait maintenant au violoncelle, elle qui ne pourrait « jamais » jouer du violoncelle puisque les extensions de ses doigts étaient trop limitées !

Des musiciens externes au monde de la musique classique ont également étudié et soutenu la technique Alexander. Sting en est fanatique, et Paul McCartney a même produit un documentaire sur la technique avec le concours du docteur Wilfred Barlow, rhumatologue anglais et professeur d'Alexander.

---

1. *Indirect Procedures : A Musician's Guide to the Alexander Technique* (Procédures indirectes : le guide de la technique Alexander pour le musicien), publié en anglais par Oxford University Press (1996).

7. Au Conservatoire de Paris (2)

« Depuis septembre 1985, j'enseigne régulièrement la technique Alexander au Conservatoire national supérieur de musique et de danse de Paris (C.N.S.M.D.P.), à la demande de M. Bleuse, directeur de l'établissement. J'ai commencé à le faire d'abord rue de Madrid et, depuis son ouverture en 1990, à la Porte de Pantin, dans le complexe de la Cité de la musique.

« M. Bleuse voulait surtout que je concentre mes efforts sur les différentes classes de chant. Il est vrai que très rapidement mon enseignement a été chaleureusement accueilli, aussi bien par les élèves que par les professeurs de chant. Les élèves de toutes les autres disciplines ont pu profiter eux aussi des leçons de technique Alexander, quelle que soit leur année d'études, ainsi que les élèves en cycle de perfectionnement. Il m'arrive également de faire travailler quelques danseurs contemporains et classiques. Actuellement (1997), tous les élèves du Conservatoire, qu'ils soient chanteurs, instrumentistes, chefs d'orchestre ou en classes d'érudition ou de pédagogie, ont la possibilité de choisir la technique Alexander parmi les matières pratiques obligatoires pour obtenir leur certificat de fin d'études.

« Au fil des années, j'ai pu observer qu'il y a de plus en plus de demandes d'élèves pour suivre cet enseignement. Malheureusement, étant le seul professeur au Conservatoire, je ne peux les contenter toutes. Pour choisir les élèves, je tiens compte de l'avis de leur professeur principal, de l'infirmière, de l'assistante sociale, du directeur du Conservatoire, d'autres élèves, mais aussi de la motivation manifestée par l'élève. Pour cela, je lui demande de m'exprimer les difficultés qu'il rencontre et l'apport, d'après lui, de la technique Alexander dans son cas précis.

« Cet enseignement se fait toujours individuellement. Les trois premières semaines, l'élève reçoit trois leçons hebdomadaires. Les deux mois suivants, deux leçons par semaine, ce qui

2. Par Guy-Vincent Aknin, enseignant de technique Alexander à Paris.

représente environ vingt à vingt-quatre leçons sur trois mois. Ensuite, suivant les possibilités de l'élève, il peut recevoir une leçon tous les quinze jours ou trois semaines, jusqu'à son départ du Conservatoire. Les leçons durent une demi-heure. Cependant, toutes les quatre ou cinq leçons je donne à l'élève une leçon de quarante-cinq minutes, afin de le faire travailler dans la pratique de son instrument, ou pendant qu'il chante ou danse. Quand plusieurs élèves d'un même ensemble (duo, trio, quatuor...) ont suivi ce cycle de formation, il m'arrive de travailler avec chacun d'entre eux au cours de leurs répétitions avec leurs instruments.

« Du fait des changements physiques, psychologiques et émotionnels qui s'opèrent lors des premières semaines, l'élève est souvent déstabilisé et n'a pas conscience des progrès qu'il peut réaliser dans la pratique de son instrument. Il est nécessaire, à ce moment, que son professeur principal intervienne et le rassure qu'il est sur la bonne voie et qu'il progresse réellement. De ce fait, il s'avère aussi utile et important d'établir des rencontres entre les élèves pour qu'ils échangent leurs expériences personnelles par rapport à la technique Alexander.

« Il m'arrive de travailler sur l'élève lorsqu'il joue devant son professeur afin de créer une unité dans notre enseignement, et par là même de faire prendre conscience au professeur des buts et des moyens de la technique Alexander. J'essaye de sensibiliser les professeurs à la technique Alexander en leur proposant de prendre eux-mêmes des leçons. Ainsi, des professeurs qui ont suivi mon enseignement sur plusieurs semaines ont ensuite travaillé différemment avec leurs élèves, leur rappelant les principes de la technique pendant la pratique de leur instrument (le non-faire, l'attention à l'ensemble de son corps...) ou encore en faisant une petite pause au bout d'un quart d'heure de travail, pour mieux inhiber et diriger.

« Certains anciens élèves, devenus maintenant professeurs dans des Conservatoires régionaux, déplorent le fait que la technique Alexander n'y soit pas enseignée, alors qu'elle se développe de plus en plus à l'étranger. Après quelques mois de travail avec ses élèves, Mme Régine Crespin, C.N.S.M.D.P., ayant pris elle aussi des cours, a demandé au directeur qu'il y ait un plus grand nombre d'enseignants de la technique Alexander au Conservatoire et que l'on y permette l'ouverture d'une école de formation de professeurs de technique Alexander. Malheureusement, son avis, d'ailleurs partagé par d'autres professeurs dont MM. Maurice Bourgue (hautboïste), Jacques Delécluse (percussionniste), Pascal Devoyon (pianiste) et Devy Erlih (violoniste), n'a pas été retenu, faute de budgets. Il me semble inévitable que dans l'avenir la technique joue un rôle de plus en plus important dans la pédagogie de la musique, du théâtre et de la danse. »

GUY-VINCENT AKNIN.

8. Le monde du théâtre et du cinéma

Dans le premier chapitre, je vous ai raconté comment Alexander avait développé tout son enseignement en résolvant certains problèmes vocaux qui menaçaient sa carrière de comédien. Dès ses débuts professionnels, Alexander avait connu beaucoup de succès en tant que comédien, metteur en scène et pédagogue. Naturellement, le premier public qu'il a eu pour son travail de pédagogue a été la communauté théâtrale. Il était le directeur du Sydney Dramatic and Operatic Conservatorium (Conservatoire d'art dramatique et d'opéra de Sydney) au moment où il a quitté son Australie natale pour la métropole, où il a vécu jusqu'à son décès en 1955.

En arrivant à Londres au début du siècle, Alexander s'est vite introduit au sein du milieu artistique, ayant dispensé son enseignement à un nombre important de grands comédiens et comédiennes de son époque, tels que Sir Henry Irving, Lily Brayton et Viola Tree, ainsi que le dramaturge George Bernard Shaw.

En 1930, Alexander a commencé à former des professeurs de sa technique. Au départ, il avait envisagé de consacrer une partie de la formation à la préparation d'une pièce théâtrale, mise en scène par lui et présentée professionnellement au public londonien. Il a abandonné cette pratique après quelques essais seulement. De fait, bien que passionné de théâtre (et surtout de Shakespeare) tout au long de sa vie, Alexander s'est investi dans l'enseignement à tel point et avec tant de succès qu'il a dû finalement quitter ses activités théâtrales.

Aujourd'hui, toutes les grandes écoles de théâtre britanniques ont incorporé la technique Alexander à leur programme. La Royal Shakespeare Company offre des cours réguliers à ses membres. Plusieurs grandes étoiles britanniques et américaines ont étudié la technique ; citons Paul Newman, William Hurt et Kevin Kline entre autres. Comme en témoigne Agnès de Brunhoff, la technique prend racine également parmi les comédiens français – chez les jeunes étudiants ainsi que chez les professionnels expérimentés.

Jean-Yves, 48 ans, comédien

J'ai commencé à m'intéresser à la technique Alexander lorsque je prenais des cours de chant, et je me suis rendu compte à quel point le contrôle primaire et la coordination de tout le corps permettaient de respirer librement et avec souplesse, tout en dégageant les tensions qui compriment le larynx; j'ai ainsi pu «retrouver» en quelque sorte une vraie voix, la voix neutre, à partir de laquelle toutes les autres sont possibles.

Ensuite, je me suis aperçu que la technique Alexander améliorait sensiblement ma façon de me tenir et de me déplacer sur scène. C'est en travaillant le chœur antique dans la tragédie grecque que cela m'est apparu. Dans ce travail, il s'agit d'être le plus neutre possible, la personnalité de chacun des «choristes» apparaissant d'autant plus fortement qu'elle ne cherche pas à se mettre en avant. Je me suis rendu compte que j'étais capable, en utilisant ma connaissance de la technique Alexander, de rester immobile très longtemps sans les interférences de crispations involontaires, que je pouvais me déplacer légèrement, sans à-coups, et que cela me donnait une «présence» surprenante.

De plus, dans mon travail d'acteur la discipline de la technique Alexander fonctionne pour moi un peu comme un art martial (tel que l'aïkido, par exemple). Il s'agit d'être bien centré sur soi-même tout en restant parfaitement «ouvert» à l'imprévu et disponible aux autres, et de se laisser traverser par les impulsions et les émotions venues du texte sans se laisser déstabiliser par cette traversée.

Enfin, j'ajouterai que, dans une leçon de technique Alexander, l'élève apprend à «se concentrer sur les moyens et non pas sur les résultats à accomplir», ce qui correspond très exactement à l'attitude de l'acteur lorsqu'il travaille. A chaque seconde, très rapidement d'une action à l'autre et sans perdre son contrôle ou sa concentration, l'acteur doit légèrement devancer l'action par la pensée, s'investissant toujours dans la pensée suivante pendant que l'action précédente est en train de se faire toute seule, sans l'intervention de l'acteur. S'habituer à «penser Alexander» dans la vie quotidienne, c'est acquérir de bons réflexes de travail sur scène.

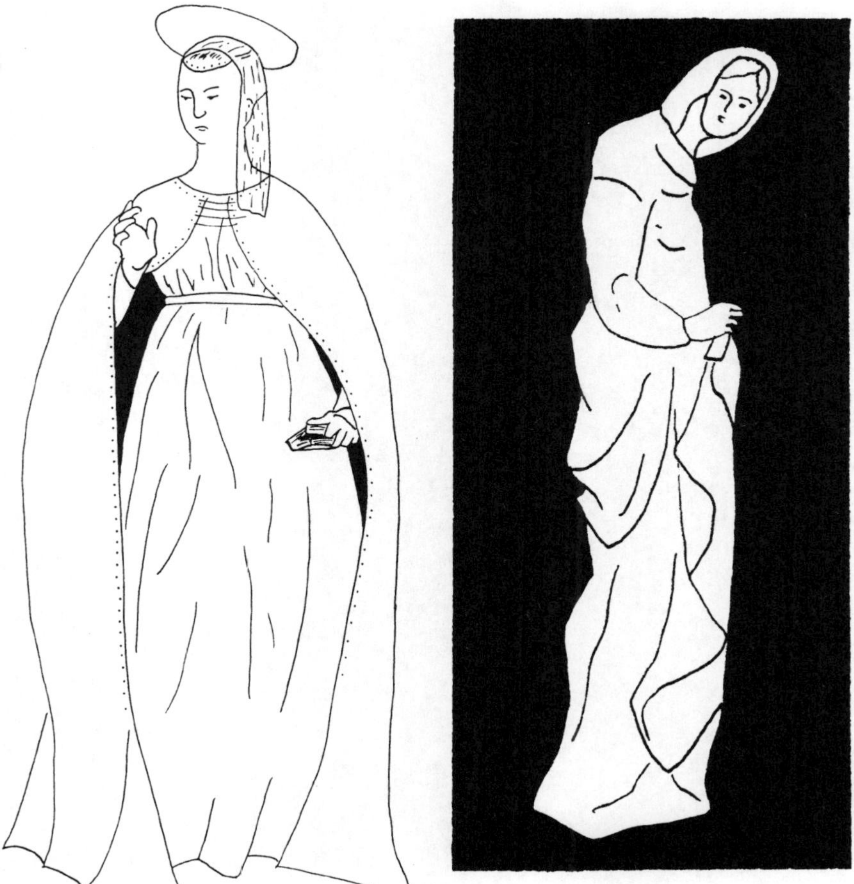

Deux interprétations opposées de la Sainteté.

CHAPITRE IX

Le professeur et la profession

1. La formation d'un professeur de technique Alexander (1)

« Enseignante de technique Alexander depuis douze ans, j'ai commencé à l'étudier voilà dix-sept ans, alors que j'étais dans une école de danse. N'ayant aucun problème physique, je cherchais à cette époque un travail pour m'aider dans la pratique de la danse, tant au niveau du placement que de la compréhension du fonctionnement du corps.

« Dès les premiers cours, la technique a été une véritable révélation. Il était évident que les questions que je me posais – par rapport aux mouvements, à l'équilibre, à l'économie dans le placement – trouvaient des réponses claires, simples et extrêmement précises. Ce n'est pas intellectuellement, verbalement, que les réponses venaient à mon esprit, mais par l'expérience et par le sentir. Chaque séance éclairait ma compréhension d'un fonctionnement global de la personne. En fait, les réponses allaient bien au-delà de mes attentes ; un réel travail sur moi commençait.

« Ce que j'avais d'abord perçu comme une démarche vers une plus grande conscience corporelle, où ma vision de danseuse cloisonnait encore le mental et le physique, s'avérait être

1. Par Patricia Boulay, enseignante de technique Alexander à Vincennes.

un profond travail d'intégration de la personne entière. Les interactions entre le physique, le mental et l'émotionnel me sont apparues dans toute leur intensité. J'ouvrais les yeux. Ramenée à “moi”, à l'ici et au maintenant, je devais faire face à mes peurs, angoisses et résistances.

« Pour moi, le rééquilibrage de notre proprioception est une des grandes découvertes d'Alexander. Il a découvert en effet que l'accumulation de tensions finit par “déformer” nos sensations. Le corps s'anesthésie, on ne sent plus les tensions ou les blocages – ce qui revient à naviguer avec une boussole faussée. Si l'on ne se sent plus, comment être à l'écoute de notre cœur, de notre corps, de notre esprit ? En fait, pour retrouver harmonie et santé, il faut se mettre en phase avec soi, en restaurant la proprioception juste, ce qui change évidemment notre perception de nous-même et de notre réalité.

« Ce qui est particulièrement intéressant dans la technique Alexander, c'est qu'il n'y a pas d'exercices physiques, mais plutôt une intégration au quotidien par un changement dans la façon de penser, de faire et de vivre – qu'il s'agisse d'un acte anodin (marcher dans la rue) ou d'un acte plus complexe (jouer un instrument ou chanter en concert). Je sortais des séances enthousiaste, et “nourrie” pour la semaine. Plus j'avançais, plus la technique m'intéressait.

« Deux ans après, je suis partie en Angleterre pour suivre la formation professionnelle de trois ans, motivée non pas par le désir d'enseigner la technique Alexander, mais plutôt par le besoin de faire un travail plus intense sur moi-même (une telle motivation est typique de la plupart des personnes qui entreprennent la formation). La formation, essentiellement pratique, consiste à consolider ce “bon usage de soi” dont parle Alexander, et à le renouveler en soi pour transmettre une expérience nouvelle à l'autre. Il n'y a pas d'examen, mais une évaluation constante. La formation est extrêmement prenante, se déroulant dans la plupart des écoles à raison de trois heures par jour, cinq jours par semaine pendant trois années scolaires. Grâce aux longues années pendant lesquelles Alexander y avait habité, Londres est devenue la capitale mondiale de la technique. On y trouve des centaines de professeurs certifiés, ainsi que plusieurs centres de formation. J'avais choisi de suivre la formation dirigée par Patrick Macdonald, qui avait pris ses premiers cours de technique Alexander à l'âge de 10 ans (à cause de nombreux problèmes de santé) et qui avait été formé par Alexander lui-même dans les années trente. Macdonald était un homme exigeant, sensible et plein d'humour. Reconnu comme l'une des grandes personnalités de la profession, il attirait des étudiants et des professeurs du monde entier. Il est décédé en 1991, âgé de 81 ans.

« L'étudiant en formation, futur professeur, doit créer et renouveler un état, une manière d'être en soi, qu'il apprend ensuite à transmettre à un élève par le toucher et par des indications verbales. Le futur professeur cultive la capacité à être "calme en soi". Une véritable écoute de l'autre devient alors possible. Après tout, comment entendre si l'on fait du bruit tout le temps ?

« Cette qualité d'écoute et d'empathie permet une perception globale et extrêmement rapide de l'autre. Le professeur s'accorde donc à l'élève pour travailler avec lui. En lui transmettant cette tranquillité, il amène l'élève à se mettre à l'écoute de lui-même, à développer sa sensibilité, son attention, sa disponibilité et son ouverture. Au fur et à mesure que l'élève se recentre, il est plus à même de rétablir cette relation d'écoute et d'empathie entre lui et l'extérieur, dans un échange constant, et à maintenir ce rapport dans toutes ses activités.

« Mes années de formation ont été riches et difficiles. En effet, la formation est beaucoup plus qu'un simple apprentissage "technique". Ce sont trois années de grandes transformations avec tout ce que cela représente d'états de crise, de doutes et, bien sûr, d'enthousiasme. Durant ma formation, j'appliquais évidemment la technique à ma pratique de la danse, bien qu'elle fût passée désormais au second plan ; l'apport d'aisance, de fluidité et de légèreté m'a donné beaucoup de plaisir.

« Enseigner la technique m'a permis d'approfondir toute la finesse des paradoxes des principes d'Alexander, en comprenant que la volonté doit servir à arrêter, à maîtriser et non pas à agir – car alors le corps devient objet et prend une fonction mécanique, ce qui rend l'activité très difficile. Bien sûr, la volonté est nécessaire, le désir et les buts aussi. Mais il est important d'en connaître les limites et de reconnaître une volonté bien dirigée qui sait s'allier à la confiance, à l'écoute de soi, dans cet échange constant de la pensée et des sensations. »

PATRICIA BOULAY.

2. Comment trouver un professeur

Au long de ce livre, plusieurs personnes qui ont étudié la technique ont partagé leurs expériences avec vous. Vous avez également rencontré sept professeurs de la technique Alexander résidents en France : Guy-Vincent Aknin, Véronique Bartin, Patricia Boulay, Agnès de Brunhoff, Catherine de Chevilly, Annie Moteï et moi-même. Vous connaissez maintenant les principes de base de la technique Alexander, la logique d'une leçon, les applications à plusieurs domaines. Je me permets donc d'imaginer que vous êtes désormais convaincu des mérites de notre travail, et que vous êtes finalement prêt à prendre quelques cours de technique Alexander.

A présent (1997), il existe des professeurs certifiés dans tous les pays francophones les plus importants : France, Suisse romande, Québec, Belgique et Luxembourg. Il y en a également dans d'autres pays à travers le monde entier.

L'Association française de professeurs de technique F. Matthias Alexander (A.P.T.A.) a été fondée à Paris en mai 1993. Association loi de 1901, elle a pour objet de transmettre, promouvoir et développer l'enseignement de F. Matthias Alexander ; de veiller à la qualité de l'enseignement et au respect d'un code de déontologie ; de représenter et défendre les intérêts de ses membres ; d'encourager les échanges avec la S.T.A.T.

01/10/2004 00055
21549201

VENDREDI 01/10/2004

Grille 1
N°:23 29 35 38 50
★:04 08

Grille 2
N°:03 11 20 37 38
★:01 05

Grille 3
N°:10 13 17 22 36
★:02 04

Grille 4
N°:28 37 38 44 45
★:07 08

Grille 5
N°:04 07 22 24 31
★:05 08

Montant total 10€

10014 6454 8304 7311 92057
084 800

FRANÇAISE DES JEUX REÇU DE JEU
FRANÇAISE DES JEUX REÇU DE JEU
FR

SR6 457 2913411 39

- Assurez-vous immédiatement que ce reçu est lisible et comporte toutes les informations concernant le jeu auquel vous participez.
- Conservez soigneusement ce reçu. Il vous sera exigé pour le paiement de vos gains.
- En cas de contestation, seules font foi les informations transcrites sur support sécurisé contrôlé dans les délais prévus par le Règlement du jeu auquel vous participez.
- La participation à un jeu implique l'adhésion à son Règlement qui peut être consulté dans tous les bureaux de validation et dans tous les Centres de Paiement.
- Les gains sont payables jusqu'au 60ème jour après le dernier tirage auquel le reçu a participé.
- Pour toute information, adressez-vous à :

LA FRANÇAISE DES JEUX
Relations Joueurs
92523 NEUILLY SUR SEINE Cedex
S.A.E.M. au capital de 76.400.000 €.
315.065.292 R.C.S. NANTERRE

SR6 457 2913412 40

- Assurez-vous immédiatement que ce reçu est lisible et comporte toutes les informations concernant le jeu auquel vous participez.
- Conservez soigneusement ce reçu. Il vous sera exigé pour le paiement de vos gains.
- En cas de contestation, seules font foi les informations transcrites sur support sécurisé contrôlé dans les délais prévus par le Règlement du jeu auquel vous participez.
- La participation à un jeu implique l'adhésion à son Règlement qui peut être consulté dans tous les bureaux de validation et dans tous les Centres de Paiement.
- Les gains sont payables jusqu'au 60ème jour après le dernier tirage auquel le reçu a participé.
- Pour toute information, adressez-vous à :

LA FRANÇAISE DES JEUX
Relations Joueurs
92523 NEUILLY SUR SEINE Cedex
S.A.E.M. au capital de 76.400.000 €.
315.065.292 R.C.S. NANTERRE

(Society of Teachers of the Alexander Technique, à Londres) et les autres associations qui lui sont affiliées dans le monde ; et de protéger le nom « Technique F. Matthias Alexander » d'un usage non autorisé.

Tous les professeurs membres de l'A.P.T.A. ont suivi une formation de trois années, dans une école approuvée par la S.T.A.T., et obtenu un certificat les autorisant à enseigner. La S.T.A.T., fondée à Londres en 1958, est la plus ancienne association professionnelle et le point de rencontre de quelque mille sept cents professeurs répartis dans trente pays.

L'A.P.T.A. met à la disposition de toute personne intéressée des articles sur les différents aspects de la technique Alexander, ainsi qu'une liste des professeurs domiciliés en France. Veuillez contacter le secrétariat à l'adresse ci-dessous :

A.P.T.A. – 42, Terrasse de l'Iris – La Défense 2
92400 Courbevoie

Téléphone et télécopieur : (33) 01 40 90 06 23.

Les associations canadienne, suisse et belge ci-dessous sont elles aussi affiliées à la S.T.A.T. :

C.A.N.S.T.A.T. – 1472 East St Joseph Boulevard, apt. 4
Montréal H2J 1M5 – Canada

Téléphone : (1) 514-522 9230.

S.V.L.A.T. – Postfach – CH-8032 Zurich – Suisse

Téléphone : (41) 1 201 03 43.

Association belge des professeurs
de la technique F. M. Alexander
4, rue des Fonds – B-1380 Lasne – Belgique

Téléphone : (32) 2-633 3059

Pour tous les autres pays, veuillez contacter :

S.T.A.T.
20 London House – 266 Fulham Road
London SW10 9EL – Royaume Uni
Téléphone : + 44 (0) 171-351 0828
Télécopieur : + 44 (0) 171-352 1566
E-MAIL stat@pavilion.co.uk
http://www.pavilion.co.uk.stat/welcome.html

Sachez qu'il existe encore des professeurs et des centres de formation qui utilisent des critères pédagogiques et professionnels ne correspondant pas à ceux de S.T.A.T. N'étant pas affiliés à S.T.A.T. ou aux associations nationales mentionnées ci-dessus, ces professeurs et centres de formation ont leurs propres compétences et mérites, et chaque lecteur doit décider lui-même de la qualité de chaque professeur, qu'il soit membre de S.T.A.T. ou pas.

L'évaluation d'un professionnel dans n'importe quel domaine est toujours assez complexe ; elle devient encore plus difficile quand il s'agit d'un domaine dans lequel vous n'avez peut-être pas de points de repère. Le travail « alexanderien », basé sur le non-faire, ne ressemble absolument pas à vos expériences habituelles, et au départ il se peut que vous ne saisissiez pas tout de suite la logique de ce que fait le professeur.

Nous avons tous et toutes tendance à juger les autres selon certains critères qui ne sont pas forcément les plus utiles. Il est des personnes charmantes et aimables qui ne sont pas pour autant compétentes ; or, il est préférable de travailler avec un professeur compétent, même s'il a un tempérament difficile. Certains jeunes professionnels sont extrêmement doués ; d'autres, malgré leurs longues années d'expérience, se sont investis dans des idées confuses, voire douteuses. Bref, choisissez non pas la gentillesse, mais la compétence ; non pas l'expérience ou la notoriété, mais le talent et la discipline. Si vous trouvez un professeur à la fois doué, compétent, gentil, expérimenté et réputé, mes félicitations ! Partagez-le alors avec toutes les personnes de votre connaissance.

S'il n'y a pas de professeur dans votre ville ou région, rassemblez d'autres personnes intéressées et contactez une association qui invitera un professeur à venir donner des cours, des conférences et des stages dans votre ville. Votre invitation sera annoncée le plus tôt possible dans le bulletin ou journal que chaque association de professeurs fait publier régulièrement.

3. Vous souhaitez apprendre seul

Il se peut qu'il soit vraiment infaisable pour vous de prendre des cours avec un professeur qualifié, pour telles ou telles raisons. Il est extrêmement difficile, mais non pas impossible, d'apprendre la technique Alexander tout seul, sans l'aide d'un professeur. Après tout, Alexander lui-même l'a fait. Néanmoins, c'était un homme dont l'intelligence, le sens de l'observation, la persévérance, la créativité et d'autres attributs encore étaient hors du commun. Pour nous, hommes et femmes de qualités plus ou moins moyennes, la tâche est bien plus épineuse.

Si vous décidez d'étudier la technique Alexander en autodidacte, considérez soigneusement les observations suivantes sur les bases de la technique :

– Il ne s'agit pas d'une méthode dite « corporelle », puisqu'il n'existe aucune séparation entre corps et esprit. Dans toute situation, votre être entier joue un rôle, de la tête aux pieds, de l'intérieur à l'extérieur. Il vous faut donc une coordination globale, ce qui implique aussi une attitude d'esprit.

– Il ne s'agit pas d'une méthode de détente, mais plutôt de tension nécessaire, la relaxation n'étant qu'un effet secondaire de la tension juste.

– Il ne s'agit pas d'apprendre à bien faire, mais à éliminer et à prévenir ce qui est faux. Ce qui est juste se fait alors de lui-même.

– Les moyens déterminent le but directement, et le but détermine les moyens indirectement. Si vos moyens sont faux, vous n'arriverez forcément pas à votre but.

– A tout moment, sachez qu'il peut y avoir un décalage entre ce que vous faites et ce que vous croyez faire.

Bon courage !

La technique, cette inconnue

Je n'avais jamais entendu parler de la technique Alexander avant de lire votre livre. Pourtant, je me considère assez bien informé.

Plusieurs caractéristiques de la technique la rendent difficile à expliquer et à divulguer. D'abord, la technique redéfinit certains concepts courants – le corps, l'esprit, tension, relaxation, posture – d'une telle façon que seule la personne qui a déjà pris des cours de technique Alexander peut comprendre ces nouvelles définitions d'anciens concepts. Autrement dit, l'expérience de la technique elle-même doit nécessairement précéder toute compréhension intellectuelle de ses principes, voire de son langage.

La technique ne se prête pas facilement au travail en groupe, vu le problème de la perception sensorielle imprécise. Alors, il devient difficile de l'apprendre à un nombre important d'élèves, comme on pourrait le faire avec la danse, le sport, les langues étrangères et tant d'autres activités (bien que les cours privés de ces activités soient eux aussi parfois plus utiles que les classes en groupe). Le grand public doit donc faire la connaissance de la technique d'individu à individu, ce qui en rend la divulgation lente, voire laborieuse.

La majorité des personnes d'aujourd'hui cherche des solutions à court terme pour leurs problèmes, de préférence des solutions faciles qui n'exigent ni effort ni responsabilité de leur part. On prend des médicaments dont la seule fonction est de supprimer les symptômes d'une maladie, alors qu'une vraie cure demanderait des sacrifices – des changements de style de vie ou de nourriture, ou bien d'abandonner la cigarette ou l'alcool, par exemple. Nous consultons des astrologues dans l'espoir de trouver que les causes de nos problèmes, ainsi que leurs solutions, se trouvent entièrement hors de nous-même. Or, la technique démontre souvent que nos problèmes sont inséparables de nos comportements et de nos habitudes, et que leurs solutions passent par la conscience de soi, la responsabilité personnelle et le contrôle et l'élimination de certaines habitudes qui nous plaisent malgré leurs effets nocifs sur notre santé. Alors, même quand la technique apporte d'excellentes solutions à de nombreux problèmes, l'élève préfère chercher d'autres solutions ailleurs, ce qui contribue encore à la méconnaissance de la technique Alexander.

La profession de la technique Alexander en France est assez récente, et le nombre de professeurs certifiés et domiciliés en France est relativement restreint, surtout en comparaison avec les pays anglo-saxons, l'Allemagne, la Suisse et Israël. Aucune école de formation de professeurs affiliée à la S.T.A.T. n'a réussi, jusqu'à présent (1997), à prendre racine en France, et peu de nouveaux professeurs se forment et s'installent chez nous chaque année. La bibliographie sur la technique Alexander, assez importante en langue anglaise, est presque inexistante en français. Finalement, la situation du professeur de technique Alexander en France est peu solide, puisque la profession n'est pas reconnue par l'Etat. Cette absence de reconnaissance officielle, dans un pays où le pouvoir central joue un rôle prépondérant (diplômes d'Etat, certificats, examens, prix...), rend cette technique « marginale » aux yeux des citoyens accoutumés à tout évaluer selon des critères bureaucratiques.

Alexander était très proche de John Dewey, le philosophe américain dont le nom, comme celui de William James, est très étroitement lié au pragmatisme. De fait, Dewey a déclaré que la méthode d'Alexander était la meilleure façon de mettre en pratique ses convictions philosophiques. Le pragmatisme est assez éloigné des grandes traditions philosophiques françaises. Il est facile de croire que la philosophie n'est pas très présente dans nos vies quotidiennes. Pourtant, il y a peu de gens en France qui n'ont pas respiré l'air de Descartes et de Pascal.

La technique Alexander cultive chez l'élève un certain recul, une retenue, liés l'un et l'autre à l'inhibition (telle que la définit Alexander). L'inhibition est un préalable à une réaction saine et mesurée dans n'importe quelle situation. Ayant vécu au Brésil, aux Etats-Unis, en Angleterre et en France, et ayant enseigné à des hommes et des femmes originaires de quelque trente pays, il me semble que l'inhibition est un petit peu plus difficile à pratiquer pour les gens latins et méditerranéens que pour les

Anglo-Saxons. La technique Alexander est un produit culturel de la langue anglaise, de la même façon que le lacanisme, par exemple, est profondément lié à la langue française et le zen au bouddhisme japonais. Quelqu'un qui est parfaitement capable d'inhiber ses premières réactions pour mieux gérer une situation est un gentleman par définition. Il n'est pas évident, pour le Français moyen, d'abandonner certaines de ses caractéristiques (incarnées dans l'imagination populaire par le coq gaulois) pour embrasser des comportements pour ainsi dire étrangers, dans le sens littéral du mot.

Dernière remarque sur la relative obscurité de la technique Alexander en France : la bonne santé ne devrait pas avoir de prix. Il est pourtant étonnant de voir des personnes suivre des thérapies peu efficaces (remboursées par la Sécurité sociale), alors qu'elles refusent de suivre l'approche d'Alexander, malgré son indéniable efficacité, parce que ces cours ne sont pas pris en charge…

Il va sans dire que j'ai eu des élèves français et françaises extrêmement doués, sérieux et dévoués à la technique Alexander. Je suis sûr qu'au fil des années d'autres personnes goûteront à la merveilleuse découverte d'Alexander, et que cette technique finira par trouver sa place au sein de la culture française.

CONCLUSION

Qu'est-ce que la technique F. Matthias Alexander ?

Ayant étudié la technique depuis 1978, l'ayant enseignée depuis 1986, je n'arrive toujours pas à répondre à cette simple question d'une façon précise, élégante et sans équivoque, difficulté d'ailleurs partagée par toute personne qui s'engage sur la voie d'Alexander.

Les mots nous échappent. Certains termes dont l'initié saisit parfaitement le sens : le soi, l'inhibition, la direction, l'usage, le fonctionnement, le contrôle primaire… ne sont pas utiles dans une présentation destinée à un novice, car leurs connotations dans des domaines sans lien avec la technique Alexander gênent leur compréhension. Aucun de nous ne devrait jamais supposer que les mots que nous utilisons dans une conversation quelconque sont utilisés de la même façon par nos interlocuteurs.

Certains concepts de la technique Alexander renversent les clichés de l'imagination populaire. Lorsqu'il observait un geste bien exécuté, mon professeur, Patrick Macdonald, exclamait avec plaisir : « *Lots of lovely tension !* (Plein de belles tensions !) » Oui, il est des belles tensions – nécessaires à tel ou tel mouvement, appropriées à telle ou telle situation. Pourtant, la technique Alexander est vite classée (ou plutôt rangée à part) avec d'autres méthodes dites de « détente physique ».

Ai-je dit «physique» ? Il n'existe aucune séparation entre le corps et l'esprit. Alexander évitait même d'utiliser le mot «corps». Peut-être comprenez-vous pourquoi, après avoir longuement étudié la question avec moi dans cet ouvrage. Pourtant, comment convaincre quelqu'un que tout ce qu'il fait met en relief **la totalité de son être,** comment l'empêcher de s'occuper de son corps à un moment de la journée ou de la semaine pour soigner son esprit à un moment entièrement distinct ? La médecine lui dit d'agir ainsi, toute son éducation, depuis son enfance, le pousse à penser ainsi, la langue même ne le laisse pas s'exprimer autrement. Tension, relaxation, posture, santé physique, santé mentale, intelligence, volonté, liberté… chaque mot enchaîné à une abstraction plus ou moins absurde.

Si je pouvais vous avoir dans mes mains, vous faire réagir à une situation échappant à vos habitudes, vous déséquilibrer un petit peu, vous faire sortir de votre cocon, vous verriez alors que tout votre être est présent dans tout ce que vous faites, combien vos réactions sont automatiques et inconscientes, vous verriez que vous en faites toujours trop sans le savoir. Suite à de telles expériences pratiques, vous comprendriez finalement que vous foncez droit au but, que vous faites un mauvais usage de vous-même, que le stress et vos difficultés ne sont pas dus aux «autres» mais à votre façon à vous de concevoir les autres, que vous devez inhiber vos réactions normales et diriger votre contrôle primaire et le reste de votre organisme, que vous devez arrêter de faire et de bloquer pour finalement laisser faire, en arrivant ainsi à un état véritablement naturel.

Bref, si je pouvais vous avoir longtemps dans mes mains, je pourrais vous faire une démonstration de la technique Alexander. Mais je ne peux pas vous expliquer tout cela en trois paragraphes de bon français.

« Vous remarquerez, écrit Patrick Macdonald, que souvent, ceux qui connaissent peu la technique parlent et écrivent davantage à son sujet que ceux qui en ont une plus grande expérience (1). »

Maître bien-aimé, je me tais.

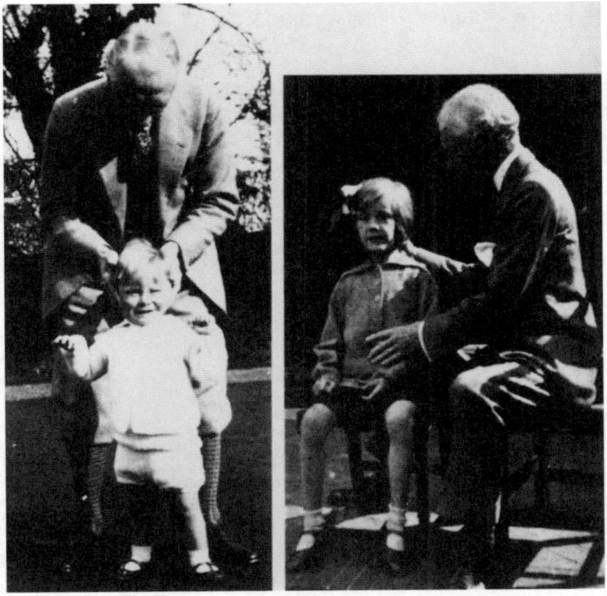

Frederick Matthias Alexander (1869-1955) avec de jeunes élèves.

1. Patrick MacDonald : *The Alexander Technique as I See It* (la Technique Alexander telle que je la vois) (Rahula Books, Brighton, 1989), p. 25.

Table des matières

L'impression de cet ouvrage
a été réalisée par CLERC S.A.
18200 SAINT-AMAND-MONTROND
Tél. : 02-48-61-71-71

pour le compte des EDITIONS DANGLES
18, rue Lavoisier – 45800 ST-JEAN-DE-BRAYE

Dépôt légal Editeur n° 2168 – Imprimeur n° 6521
Achevé d'imprimer en août 1997

Dans la même collection :

Moshe FELDENKRAIS :

ÉNERGIE ET BIEN-ÊTRE PAR LE MOUVEMENT.

Le classique de la méthode Feldenkrais.

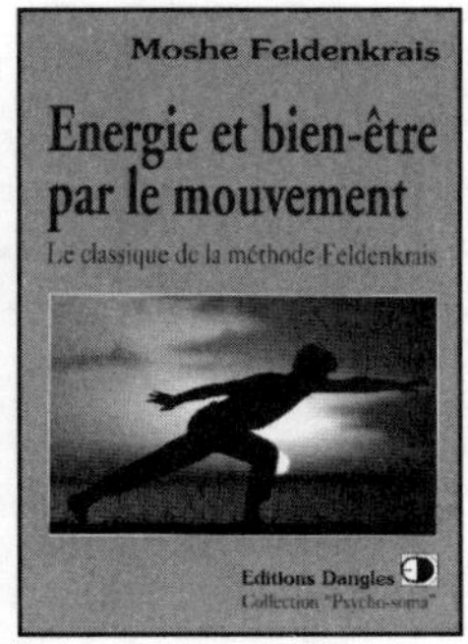

Traduit de l'américain par Lisette Rosenfeld.
Format 15 x 21 ; 216 pages ; illustré.

D'innombrables personnes ont recouvré leur santé (parfois même à la suite de graves problèmes), et découvert un nouveau bonheur de vivre grâce à la méthode Feldenkrais telle qu'elle est expliquée et mise en exercices dans ce livre (devenu un classique dans son genre et un best-seller aux Etats-Unis).

Énergie et bien-être par le mouvement offre une **voie d'intégration du corps et de l'esprit dans une nouvelle globalité d'être,** et fournit – pour l'emprunter et y réussir – les données théoriques indispensables mais simples, ainsi qu'un cycle complet d'exercices, eux aussi faciles à comprendre et à exécuter.

Nous agissons, soutient Feldenkrais, en fonction de l'image que nous nous faisons de nous-même, généralement réduite par des facteurs d'hérédité et d'éducation extérieure. Mais **chacun a en soi le pouvoir de s'auto-éduquer par la conscience et l'attention,** donc de corriger des programmes physiques et psychiques qui, a priori, peuvent paraître inamovibles. La conscience, ajoute Feldenkrais, est la plus haute étape du développement humain, et plus elle s'approche de l'intégralité, plus elle permet d'exercer un contrôle harmonieux sur toute l'activité corporelle.

EXTRAIT DE LA TABLE DES MATIÈRES :

Première partie : **La compréhension par l'action.**
L'image de soi – Dynamique des activités personnelles – Façonnement de l'image de soi – Activité sociale et activité individuelle – Contact avec le monde extérieur – L'image des muscles – Notre capacité potentielle – Les objectifs immédiats – Le premier stade de développement de l'individu – Le développement incomplet – Mécanismes physiologiques – Notre valeur pour la société – Nos progrès personnels – L'action – Nous agissons conformément à notre image subjective – Correction systématique de l'image...
Différents stades du développement – Manière naturelle – Stade individuel – Méthode et profession – Méthodes apprises – Problèmes possibles...
Par où commencer et comment? – Un progrès de l'humanité – États de l'existence humaine – État de veille – Une amélioration des processus de progrès plutôt qu'une amélioration des qualités – Les erreurs nous font progresser – Correction des mouvements.
Structure et fonction – L'abstraction est un phénomène exclusivement humain – Pulsions intérieures – La genèse de notre faculté d'apprendre – L'expérience personnelle contre l'hérédité – Le concept des opposés – La pensée et l'acte – Faire ne signifie pas savoir – Adapter l'acte à l'intention – Perception et conscience...

Deuxième partie : **Agir pour comprendre : douze leçons pratiques.**
Conseils pratiques – Capacité et volonté – Sentir et non faire des efforts – Affinement du discernement – La force de l'habitude – Penser tout en agissant – Empêcher l'énergie de se perdre – Rythme respiratoire – Rapidité d'exécution des mouvements.
Leçons : I : Position correcte – II : Acte correctement exécuté – III : Quelques qualités fondamentales du mouvement – IV : Différentes parties et fonctions du corps dans la respiration – V : Coordination des muscles fléchisseurs et des extenseurs – VI : Différenciation des mouvements du pelvis – VII : Le port de tête – VIII : Pour une meilleure image de soi – IX : La relation spatiale – X : Les mouvements des yeux – XI : Les parties du corps dont nous ne sommes pas conscient – XII : Penser et respirer.

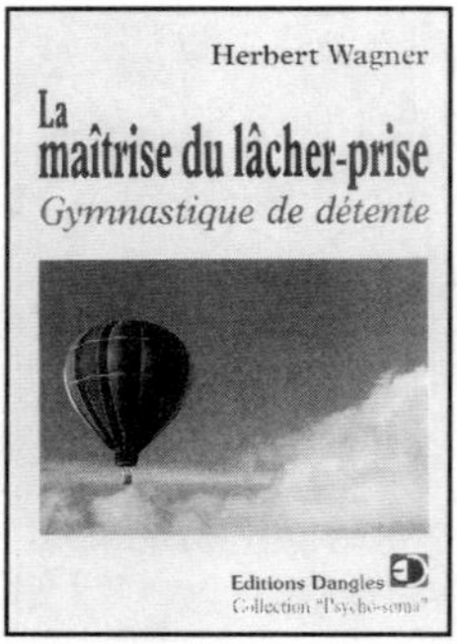

Dans la même collection :

Herbert WAGNER :

LA MAÎTRISE DU LÂCHER-PRISE.
Gymnastique de détente.

Format 15 x 21 ; 160 pages ; abondamment illustré (photos).
Traduit de l'allemand par Edmonde Poizat.

Tout comme un champ gagne en fertilité après une période de jachère, tout comme des idées nouvelles et des solutions viennent d'elles-mêmes après une nuit de sommeil, lâcher prise nous aide également à mieux gérer notre vie active. Mais « lâcher prise » signifie aussi rééquilibrer notre rythme naturel entre prise en main et relâchement, activité et passivité, éveil et sommeil... Le principe même de la vie veut qu'elle ne soit pas fixe, mais qu'elle s'écoule lorsque l'alternance de nos réflexes et de nos besoins n'est pas bloquée par une « prise » obstinée, l'échange et la communication vers l'intérieur comme vers l'extérieur pouvant alors aplanir les contradictions apparentes.

Toutefois, notre société ne nous facilite pas la tâche pour lâcher prise ; le dénigrement est bientôt là pour nous accuser de paresse, de langueur voire d'apathie. En fait, « lâcher prise » est tout le contraire, et **nos véritables phases de créativité sont en fait nos temps de repos.** En effet, notre cerveau a besoin de temps pour procéder correctement au traitement des impulsions qu'il reçoit, et c'est par la suite seulement que nous pouvons « y voir plus clair » et avoir même parfois des traits de génie. C'est pourquoi chacun de nous devrait apprendre à lâcher prise à temps et multiplier ainsi les phases de régénération et de créativité. Toutefois, cela demande un certain entraînement, qui vous est ici expliqué graduellement.

Dans ce guide très pratique, vous découvrirez une nouvelle forme de mouvements, une série de 90 exercices de détente variés et faciles à exécuter qui vous apprendront, tant chez vous que sur votre lieu de travail, à ne pas dépenser vos forces mal à propos lorsque vous prenez quelque chose en main, ce qui vous permettra de diminuer votre niveau de stress tout en augmentant vos capacités et votre efficacité.

EXTRAIT DE LA TABLE DES MATIÈRES :

Les principes de base de la détente ayur-védique.
Les dix-huit points d'ancrage comportementaux – Les neuf points d'ancrage de la tête : front et sourcils, muscles des yeux, oreilles, narines, muscles malaires, lèvres, langue, muscles masticateurs, nuque – Les autres parties du corps : ceinture scapulaire, cage thoracique et sternum, paroi abdominale, bassin et sacrum, fessier, coudes et bras, doigts et avant-bras, orteils et mollets, genoux et cuisses...
Déroulement des exercices – Huit exercices en position debout – Cinq exercices en position assise – Quatre exercices en position couchée – Sept exercices pour vos articulations – Six exercices pour vos muscles et tendons – Deux exercices de prise de conscience sélective – Six exercices d'équilibre – Neuf exercices de respiration ayur-védique – Neuf exercices avec partenaire...
Corrélations psychosomatiques spécifiques – Idées et réalités – Nerfs : circulation dans les deux sens – Le corps a la parole – Abrégé de physiologie cérébrale – Respiration alternée – « Principe soleil-lune » en ayur-véda – Votre bilan...
Ayur-véda : réflexes de base – Comportement/réflexe de protection ; endurance – Comportement/réflexe de fuite ; flexibilité – Comportement/réflexe de lutte ; système immunitaire...
Exercices pour les non-sportifs – Salut du matin – Méditation du soir – Respiration méditative – Technique du fondu enchaîné...
Détente pour les professionnels de la position assise – Idées pour les postes de travail informatisés – Dix exercices pour les professionnels de la position assise...
Programme antistress – Garder ses articulations en forme – Conduire décontracté, c'est possible – Méditer dans le train – Voyage au pays de la détente – Voyage dans le temps – Exercice de perception...

Dans la même collection :

Docteur Alexander LOWEN :

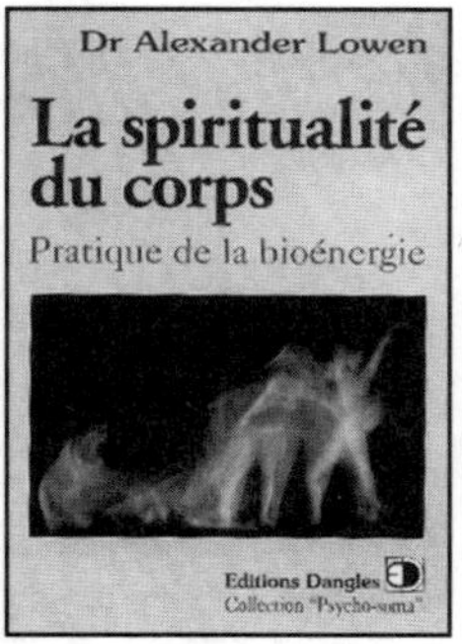

LA SPIRITUALITÉ DU CORPS.
Pratique de la bioénergie.

Traduit de l'anglais par Lisette Rosenfeld.
Format 15 x 21 ; 240 pages ; illustré.

Dans son nouveau livre, le docteur Lowen ajoute à l'équation corps/psychisme la notion de spiritualité, mais pas en son sens conventionnel. Pour définir la spiritualité, Lowen emploie l'idée occidentale d'Etre suprême, des notions orientales de religion et la **bioénergie** (où la paix de l'esprit est le fruit d'énergies physiques en libre circulation dans le corps). Selon Lowen, la spiritualité est l'état de grâce qui survient après une **harmonisation corps/esprit/émotions.**

Lowen développe son point de vue à travers divers cas tirés de sa propre expérience de thérapeute. Les enfants, dit-il, sont tous en état de grâce à leur naissance, avec un corps et un psychisme parfaitement accordés à leur environnement. Mais cet équilibre se rompt bien souvent dans les années qui suivent, à cause des restrictions et des contraintes imposées par les parents et la société. Si ces ruptures sont graves, elles provoquent chez l'enfant grandissant des désordres physiques et psychiques plus ou moins importants.

Au fil des chapitres, Lowen met l'accent sur les parties du corps où des blocages risquent le plus de se former. Il expose différents exercices en rapport avec les zones rendues rigides, pour permettre au lecteur de localiser ses propres tensions, puis de les éliminer, afin de **rétablir en lui la libre circulation énergétique.** Aucun livre ne peut évidemment remplacer une thérapie mais, ici, les tests et les exercices, accompagnés de réflexions pertinentes, sont une aide dans le rétablissement de la souplesse physique et de l'aisance psychique qui, toutes deux, conduisent à la dimension spirituelle – à la **grâce** et à l'**harmonie.**

L'AUTEUR : Alexander Lowen est docteur en médecine et psychanalyste américain. Élève de Wilhelm Reich, il invente la « bioénergie » dans les années 1950, qui adjoint à l'analyse verbale une analyse corporelle avec exercices à l'appui. Il a d'ailleurs fondé à New York, *The International Institute for Bioenergetics Analysis,* acquérant une réputation mondiale au travers de multiples séminaires et conférences, à la fois aux États-Unis et en Europe. Son œuvre littéraire est constituée de douze livres dont les best-sellers ont tous été traduits en plusieurs langues.

EXTRAIT DE LA TABLE DES MATIÈRES :

1. Le concept de grâce et de spiritualité – 2. Le concept d'énergie – 3. La respiration – 4. Le corps gracieux : la perte de la grâce – 5. Sentiments et sensations – 6. Sexualité et spiritualité – 7. Enracinement : le lien avec la réalité – 8. Les dynamiques structurelles du corps – 9. Face au monde – 10. La paix de l'esprit – 11. Amour et foi – 12. L'esprit gracieux.